女性生殖健康百问百答

崔晓萍 王景龙 主编

西安交通大学出版社
XI'AN JIAOTONG UNIVERSITY PRESS
国家一级出版社
全国百佳图书出版单位

图书在版编目(CIP)数据

女性生殖健康百问百答 / 崔晓萍,王景龙主编. —西安 : 西安交通大学出版社, 2022.1(2022.3 重印)
(全民科学素养提升系列)
ISBN 978-7-5693-1574-5

Ⅰ. ①女… Ⅱ. ①崔… ②王… Ⅲ. ①女性—生殖医学—问题解答 Ⅳ. R339.2-44

中国版本图书馆 CIP 数据核字(2021)第 164186 号

书　　名 女性生殖健康百问百答
主　　编 崔晓萍　王景龙
责任编辑 秦金霞
责任校对 郭泉泉
装帧设计 天之赋设计室

出版发行 西安交通大学出版社
(西安市兴庆南路 1 号　邮政编码 710048)
网　　址 http://www.xjtupress.com
电　　话 (029)82668357 82667874(发行中心)
(029)82668315 (总编办)
传　　真 (029)82668280
印　　刷 西安五星印刷有限公司

开　　本 720mm×1000mm　1/16　　**印张** 12.125　　**字数** 180 千字
版次印次 2022 年 1 月第 1 版　　2022 年 3 月第 2 次印刷
书　　号 ISBN 978-7-5693-1574-5
定　　价 49.00 元

如发现印装质量问题,请与本社发行中心联系、调换。
订购热线:(029)82665248　(029)82665249
投稿热线:(029)82668502

编 委 会

主　编　崔晓萍　王景龙

副主编　肖新春　李　莎　孟　菲

编　委　李祖昂　马　瑞　郑　娜　宜　莉

张娟娟　黄明珠　李格铬　赵潘婷

张凤凤　张小莹　齐巧霞　王嘉琪

王　黎　赵润泽　吴小燕

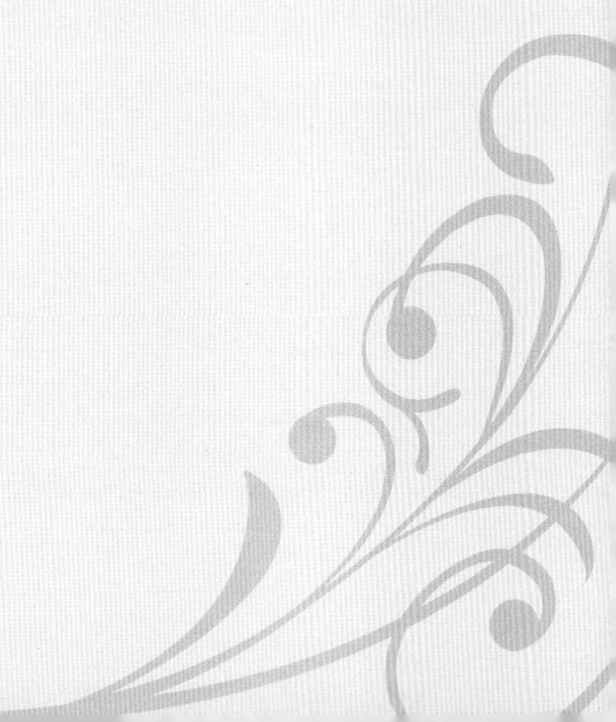

前言

健康是女性美丽的基础与资本，女性的健康包括身体健康与生殖健康。女性生殖健康不仅关系到女性生殖生育能力，更决定了女性的年轻及衰老过程，而且和家庭幸福、社会和谐及人口发展密切相关。

当今，卵巢早衰、多囊卵巢综合征、不孕、妇科肿瘤、生殖道感染等疾病，严重危害女性生殖健康。如能了解女性生殖健康的基本知识，“未病先防”可减少妇科疾病的发生，“既病防变”可及时治疗并获显著疗效。

在本人近40年的临床诊疗过程中，发现许多患者不完全了解女性正常生理，不清楚病情轻重及患病原因。因没有及时去除病因或不依从治疗，常导致病情反复或加重。追问病史，多与饮食、起居、情绪等生活因素有关。虽通过门诊及个人微信平台给予患者生殖健康指导，但因门诊时间有限，并有众多患者焦急等候，本人不可能给每位患者逐一详细讲解。虽有专业的妇产科书籍，但大部分非专业人员很难读懂。为了让更多女性患者了解自己的病情，及时解除疑惑，获得疾病快速痊愈，保证自己及家人生殖健康，我们编写团队搜集了妇产科临床常见女性生殖健康的相关问题，以国家最新版《妇产科学》《中医妇科学》规划教材为参考，编写了这本《女性生殖健康百问百答》。

本书共罗列了100个问题及详细解答，主要从女性月经的生理与病理、备孕常识、保胎方法、产后调护、炎症的预防与治疗、肿瘤筛查及常用妇科检查项目等七个方面，专业而浅显易懂地介绍了女性常见病的预防与保健方法，以及出现异常情况的应对措施。同时，本书从中医学角度，对女性如何调养月经、助孕保胎、养胎育胎、产后护理、中医食疗、保护卵巢、延缓衰老等方面进行了详细解答。

《女性生殖健康百问百答》内容涵盖女性各个年龄阶段生殖、生理、病理知识，语言通俗易懂，为女性提供了一本集科普性、专业性为一体的生殖健康指导用书，是女性生殖健康知识随时查阅的“枕边书”。期望女性朋友们通过阅读本书，能减少妇科疾病的发生，预防卵巢早衰，保护女性生育年龄应有的生殖生育能力，维护女性生殖健康，使更多女性身体健康、家庭幸福！

崔晓萍

2021 年 7 月

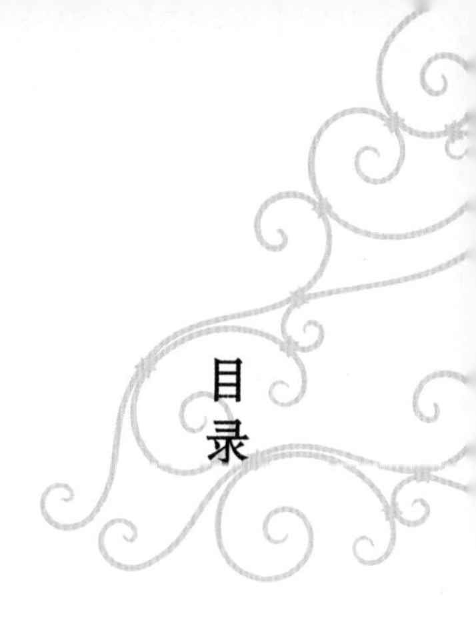

目录

第 1 章　月经篇

第 2 章　备孕篇

第 3 章　保胎篇

第 4 章　产后篇

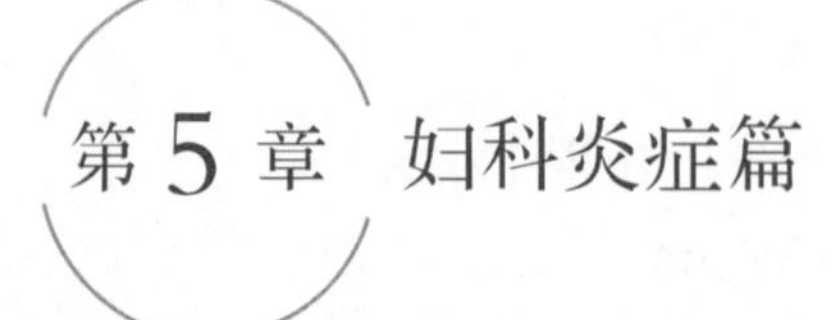

第 5 章　妇科炎症篇

第 6 章　妇科肿瘤篇

第 7 章　妇科检查篇

第1章

月经篇

问题1 正常月经有哪些表现?

月经是指伴随卵巢周期性变化而出现的子宫内膜周期性脱落及出血现象。规律的月经出现是生殖功能成熟的重要标志。你知道正常月经都有哪些表现吗?

1. 初潮时间

月经第一次来潮称月经初潮。女性月经初潮年龄多在13~14岁,也可能早在11岁或迟至16岁。初潮后1~2年月经逐渐趋于规律。若在8岁前呈现第二性征(如乳房发育,阴毛、腋毛生长等表现),11岁以前月经初潮,可能为性早熟。若年龄超过16岁,月经还未来潮,应当引起重视,需及时就医查看原因。

2. 月经周期

出血的第一天为月经周期的开始,两次月经第一日的相隔时间为一个月经周期。一般为28天左右,但在21~35天都属正常范围。若月经周期提前7天以上,甚至十余天一行,经期正常,出现连续3个月经周期以上者,称为月经先期。月经周期错后7天以上,甚至3~5个月一行,经期正常,连续出现3个月经周期以上者,称为月经后期。月经周期时或提前、时或推后7天以上,交替不定且连续3个月经周期以上者,称为月经先后无定期,又称“经乱”。月经先期、月经后期、月经先后无定期均应就诊治疗。

3. 经期

经期是指月经来潮的持续时间。正常者应为 2～8 天，平均为 4～6 天。若月经周期基本正常，经期超过 7 天以上，甚至淋漓半月方净者，称为经期延长。此时应及时就医明确病因。

4. 月经量

月经量是指一次月经的总失血量，一般为 20～60 mL。如果每次月经量少于平时正常经量的 1/2，或少于 20 mL，则为月经过少；若月经量较正常明显增多，或每次月经总量超过 80 mL，则为月经过多。月经过少或月经过多，均应及时就医。随着年龄增加，尤其是 40 岁以后，月经可能会逐渐减少。若 40 岁以前月经减少或闭经，可能是卵巢早衰，需要及早到医院进行检查以明确诊断。卵巢早衰的治疗越早越好，中药补肾效果更佳。

5. 月经颜色

正常月经的颜色一般为暗红色，月经开始时颜色较浅，以后逐渐加深，最后又转为淡红色而干净。若月经颜色过淡，多与虚证有关；若颜色过暗，或夹有血块，多与实证有关。

6. 月经质地

正常月经是不稀不稠，不易凝固，无明显血块，无特殊气味。月经成分除血液外，还有子宫内膜碎片、宫颈黏液及脱落的阴道上皮细胞。若月经清稀如水，多与虚证有关；若月经黏稠，或夹有较多血块，多与实证有关。

7. 伴随症状

一般月经期间无特殊症状，但经期由于盆腔充血以及前列腺素的作用，有些女性可出现小腹微痛，或腰骶部不适，或乳胀，或情绪不稳定，经后自然缓解。若出现周期性小腹疼痛或伴腰骶酸痛，甚至剧痛晕厥，影响正常工作及生活者，称为痛经。此种情况应及时就医治疗。

8. 绝经

女性到 49 岁左右，月经自然停止 12 个月以上，称为绝经。绝经后一般不具备生育能力。绝经年龄一般在45~55岁。中国女性平均绝经年龄为49.5岁,80%在44~54岁。若40岁前绝经,多属卵巢早衰;若绝经年龄大于55岁,要考虑其他病变,应及时就医。绝经过渡期是指从开始出现绝经趋势直至最后一次月经的时期,也称更年期。1994年世界卫生组织推荐采用"围绝经期"一词,将其定义为从卵巢功能开始衰退直至绝经后一年内的时期。此期大多数女性能自我调节,平稳度过;部分女性由于雌激素水平降低,出现血管舒缩障碍和神经精神症状,如潮热、出汗、情绪不稳定、烦躁、失眠等现象,称为绝经综合征,中药补肾调阴阳或西药激素补充治疗可以有效缓解此类症状。

问题2 月经量的多少取决于哪些因素?

对于女性而言,月经的正常来潮标志着女性的生殖功能正常,尤其月经的量是反映生殖功能极其重要的信号。那么月经量的多少到底取决于哪些因素呢?

西医学认为,月经的产生主要是子宫内膜周期性的剥脱,而月经量的多少则主要取决于子宫内膜的厚度。正常情况下,月经来潮前,子宫内膜需达到10 mm左右才可维持正常的经量。如果内膜过薄<8 mm,经量就会减少甚至出现经期延后的现象;若子宫内膜太厚>12 mm,月经量就会增多,甚至淋漓不尽。

中医学则认为,月经是脏腑、天癸、气血、经络协调作用于子宫的生理现象。肾气旺盛,天癸泌至,心血充足,肝气调达,脾胃健运,血海充盈,胞宫满溢,则月经按期按量来潮。若肾精不足,脾失健运,气血亏虚,胞宫不能满盈,无血可下,则月经过少甚至闭经。若肾气不足,脾气虚弱,冲任不固,则月经过多甚至崩漏。若肝气郁滞,瘀阻胞宫,冲任不畅,则月经过少甚至闭经或经血不畅。

1. 月经量多

(1)中医病因:中医学认为,月经量多与气虚、血热、血瘀有关。

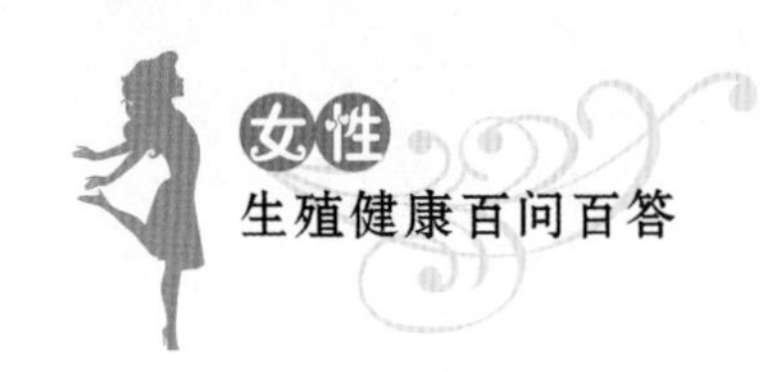

① 气虚：多因平素身体虚弱、大病久病及劳累之后，耗气伤血，气血亏虚，使气虚不能摄血而月经过多。中医可用补肾益气、摄血止血药治疗。

② 血热：多因平素身体盛壮，喜食辛温香燥助火的食物，或饮食、药物温补太过，导致体内阳热过盛，热迫血行，出现经量增多；或因情绪不畅，肝气郁结化火，迫血妄行，致使经量增多。中医可用滋阴清热、凉血止血药治疗。

③ 血瘀：平素喜食寒凉生冷之品，导致寒凝血瘀；或情绪抑郁，气郁血滞而形成气滞血瘀。瘀血阻滞，新血不安，血不归经，出现经量增多。中医可用活血化瘀止血药治疗。

（2）西医病因：西医学认为，月经量多与子宫疾病、内分泌因素、全身性疾病有关。

① 子宫疾病：子宫内膜过厚、子宫内膜息肉、子宫肌瘤、子宫内膜炎、子宫内膜异位症、子宫内膜癌等，或宫内节育器位置异常，皆可引起经量增多，妇科 B 超可明确诊断。

② 内分泌因素：性激素分泌紊乱，雌孕激素水平异常，子宫内膜过厚或过薄，子宫内膜脱落不全，内膜不能正常增长、修复，而致月经过多或经期延长。

③ 全身性疾病：如凝血功能障碍、肝功能损害、甲状腺功能亢进或减退，都可导致月经过多，通过检查血常规、肝功能、甲状腺功能可以鉴别。

2. 月经量少

（1）中医病因：月经量少的病因有虚证与实证两种。

① 虚证：多因节食减肥、忧思过度或大病久病之后，气血化生乏源，血海空虚，胞宫不能满溢，致使经量减少甚至闭经。中医可用补肾益气、滋阴养血等“补法”进行治疗。

② 实证：多为血寒、血瘀或气滞。平时贪凉饮冷或外感寒邪，导致寒凝血瘀；或肝气郁滞，气血凝滞，瘀阻胞宫，冲任不调，经血下行不畅，致使经量减少甚至闭经。中医可用温经散寒、理气化瘀等“通法”进行治疗。

（2）西医病因：月经量少与卵巢功能下降、子宫内膜过薄有关。

① 卵巢功能下降：过度节食减肥、精神压力过大、长期作息不规律或全身性疾病（如甲状腺功能减退症、贫血）等，使子宫发育不良或卵巢功能下降，女性体内激素水平不足，导致子宫内膜过薄，出现经量减少或闭经。

② 子宫内膜过薄：多次人工流产、刮宫术等反复宫腔操作手术，操作不当或术后感染损伤子宫内膜，导致子宫内膜过薄或宫腔粘连，出现经量减少甚至闭经。

所以，月经量的多少与子宫内膜厚度、性激素水平、精神压力、全身营养状况等多方面因素有关。中医辨证有虚有实，中医治疗有“补”有“通”。如出现月经过多或过少，要及时到医院就诊、检查，在医生指导下正确用药，切不可自己乱用“补药”或“通药”，以免延误病情。

问题3 为什么月经长时间不干净？

月经，作为女性身体及生殖健康的“晴雨表”，它有自己的规律。正常行经时间为2~8天。而有些人虽然月经周期基本正常，但行经时间超过7天以上，甚至淋漓半月方净者，为“经期延长”或“经事延长”，属于西医学“排卵障碍性异常子宫出血”范畴。经期延长不但会导致失血过多，还会发展成崩漏、不孕症。为什么会出现月经长时间不干净这种现象呢？

1. 经期延长的原因

（1）中医病因：中医学认为，经期延长与气虚、阴虚内热、湿热蕴结、血瘀有关。

① 素体虚弱，思虑劳倦过度，中气不足，冲任不固，血失制约。

② 多产房劳，阴血亏耗，阴虚内热，热扰冲任，血海不宁。

③ 经期产后，失于调摄，湿热蕴结，扰动血海。

④ 抑郁恚怒，气郁血滞，瘀阻冲任，血不循经。

以上病因均可导致经期延长。

（2）西医病因：西医学认为，经期延长与以下因素有关。

① 精神紧张、营养不良、慢性疾病、过度运动、作息紊乱或其他药物，导致性激素分泌失调，致使子宫内膜不规则脱落，可使行经时间延长。

② 子宫内膜过厚、子宫内膜息肉、子宫肌瘤、子宫内膜炎、子宫内膜癌等，都会影响子宫内膜剥脱和修复，导致月经淋漓不尽。

③ 全身性疾病（如贫血、血液病、肝病等）可造成凝血功能障碍，导致行经时间延长。

④ 盆腔炎症、宫内节育器位置异常，亦是经期延长的常见原因。

⑤ 有些宫颈病变也会表现为阴道出血，需要和经期延长相鉴别。

经期延长病因复杂，如出现行经时间超过 7 天以上，应尽快到医院进行仔细的专科检查，通过 B 超、性激素检测、子宫内膜病理检查、宫腔镜检查等帮助诊断。

2. 经期延长的治疗

(1) 中医治疗：重在辨证论治，调经止血，缩短经期。气虚者，补气摄血，固冲调经；阴虚血热者，养阴清热，凉血调经；湿热蕴结者，清热利湿，止血调经；血瘀者，活血祛瘀，理冲止血。

(2) 西医治疗：多用孕激素或口服避孕药。积极消除病因，可使用消炎、促凝血止血、取出宫内节育器、诊断性刮宫止血并做病理学检查等治疗方法。

问题 4 为什么排卵期会出血？它会影响怀孕吗？

排卵期出血是指发生在有规律的月经周期中期、周期性的少量阴道出血。两次月经中期即排卵期，一般在下次月经来潮前 14 天左右，中医学称之为“经间期出血”。若不及时治疗，出血时间延长，可进一步发展成崩漏，或因子宫内膜脱落后修复不全而影响怀孕。

1. 排卵期出血的诊断

一般可根据如下症状进行诊断：月经周期规律，两次月经中间，约在周期的第 12 ~ 16 天，或下一次月经来潮前 14 天左右时，出现规律的阴道出血，其量少于月经量，出血持续数小时或 2 ~ 3 天，一般不超过 7 天。通过妇科检查可见出血来自宫腔，排除宫颈病变引起的出血。测量基础体温，排卵期出血多在基础体温低、高相交替时出血。

2. 排卵期出血的原因

(1) 中医病因：中医学认为，本病的发生与月经周期中的气血阴阳消长、转化密切相关。月经干净后，阴血渐增，精血充盛，阴长至重，阴盛则阳。经间期为阴盛转阳的转化时期。若体内阴阳调节功能正常，自可适应此种变化，无特殊症状。若肾阴偏虚，虚火内动，虚火与阳气相搏，损伤脉络，冲任不固可导致出血。或素有湿热内蕴，或肝经湿热，湿热得氤氲阳气内动之势，损伤子宫、冲任，可致出血。或经产留瘀，氤氲之时，阳气内动，与瘀血相搏，损伤血络，也可致出血。

（2）西医病因：西医学对排卵期出血的确切病因尚不十分清楚，多认为是由于成熟卵泡破裂排卵后，雌激素水平急骤、短暂下降，或子宫内膜对雌激素波动过于敏感，或过于劳累、免疫力低下，雌激素水平低下，子宫内膜失去雌激素的支持，而出现子宫内膜表层局部溃破、脱落，从而发生突破性少量出血。之后，随着黄体的形成，分泌足量的雌、孕激素，溃破的子宫内膜表层得以迅速修复而停止出血。

3. 排卵期出血的治疗

（1）中医治疗：主要根据出血的量、色、质及全身症状进行辨证治疗。肾阴虚者，用滋肾养阴、固冲止血法治疗；湿热者，治以清利湿热，固冲止血；血瘀者，治以化瘀止血。

（2）西医治疗：主要是针对病因，采取补充少量雌激素、孕激素或应用止血药等方法。

问题5 如何防治痛经？

痛经是指女性正值经期或行经前后出现的周期性小腹疼痛，或伴腰骶酸痛，甚至剧痛晕厥，影响正常工作及生活的疾病，亦称“经行腹痛”。痛经主要表现为月经来潮后下腹部耻骨上疼痛，常呈痉挛性，可放射至腰骶部和大腿内侧，还可伴有恶心、呕吐、腹泻、头晕、乏力等症状。严重时可有面色发白、出冷汗等症状。若经前或经期仅有小腹或腰部轻微的胀痛不适，不影响日常工作及生活者，则属经期常见的生理现象，不作病论。

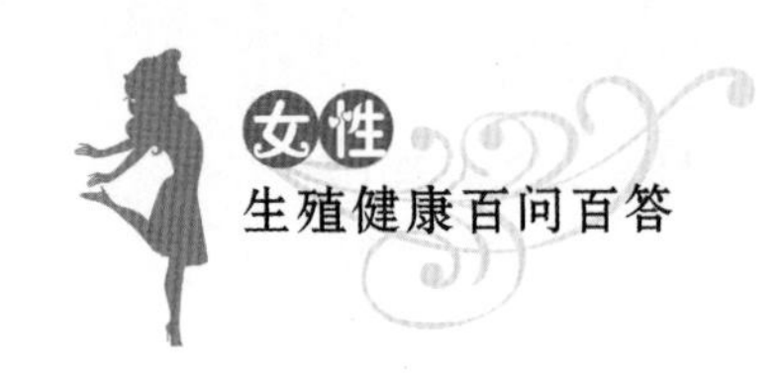

1. 痛经的病因

痛经分原发性痛经和继发性痛经两类。原发性痛经指生殖器无器质性病变的痛经，占痛经 90% 以上；继发性痛经指由盆腔器质性疾病引起的痛经。原发性痛经的发生主要与月经来潮时子宫内膜前列腺素的含量增高有关，还受精神、神经因素影响，疼痛的主观感受也与个体痛阈有关。

中医学认为，痛经的病因有生活所伤、情志不和、六淫为害。

(1) 寒凝血瘀：经期、产后感受寒邪，或过食生冷，或久居寒冷之地，寒邪客于胞宫，寒性凝滞冲任，不通则痛，发为痛经。

(2) 气滞血瘀：忧思郁怒，肝郁气结，气滞血瘀，滞于冲任，阻滞不通则痛，发为痛经。

(3) 湿热蕴结：经期、产后感受湿热之邪，流注下焦，蕴结胞中，不通则痛，发为痛经。

(4) 气血虚弱：大病久病失血，或脾虚化源匮乏，气血不足，胞宫失养而痛，发为痛经。

(5) 肝肾亏损：房劳多产，久病耗损，精亏血少，胞宫失于濡养，不荣则痛，发为痛经。

2. 痛经的治疗

(1) 心理治疗：讲解月经的生理知识，消除紧张和顾虑，保证经期足够的睡眠和休息。

(2) 药物治疗：可采取前列腺素合成酶抑制剂如布洛芬等进行止痛。或口服避孕药，抑制排卵，减少月经血前列腺素含量达到止痛的目的。

(3) 中医治疗：中医以辨证论治为原则。寒凝血瘀者，以温经散寒、化瘀止痛法为主；气滞血瘀者，以行气活血、化瘀止痛为主；湿热蕴结者，以清热除湿、化瘀止痛为主；气血虚弱者，以益气养血、调经止痛为主；肝肾亏损者，以补养肝肾、调经止痛为主。亦可用针灸治疗。

3. 痛经的预防

(1) 正确认识：肝郁气滞会导致气滞血瘀，不通则痛。因此，对青春期痛经患者，可进行心理疏导，正确认识月经来潮可能产生一些不适的生理现象。保持心情舒畅，消除对痛经的紧张、恐惧心理，解除思想顾虑。

（2）注意保暖：经期淋雨、涉水、游泳，或过食寒凉，或久居阴湿之地，寒邪客于冲任、胞宫，不通则痛。因此，经期和非经期均要腹部保暖，尤其是经期，衣着不能太单薄，更不宜衣着太短，暴露腹部及腰部。少食寒性食物，忌食冷饮。

（3）合理膳食：由于过食肥甘厚味会积湿生热，湿热与血相搏结，流注冲任，壅滞胞宫气血，不通则痛。故应合理膳食，保持每日营养均衡，少吃过甜、过咸及辛辣刺激的食物，以免湿热壅滞，阻滞不通而痛。

（4）增强体质：由于素禀阳虚，气血虚弱，肝肾亏虚，会导致胞宫失养而不荣则痛。体质虚弱，痛阈降低，对疼痛的敏感性也会增强。所以，痛经者应加强体育锻炼，增强体质。

（5）充足营养：由于脾胃虚弱，或大病久病，或大失血后，气血俱虚，冲任、胞宫失于濡养可发生痛经。所以，应保证日常所需的足够营养。保持饮食营养全面丰富，不过度节食减肥，保证气血充足，提高身体素质，提高机体对疼痛的耐受力。

（6）生活有节：由于多产房劳，损及肝肾，精亏血少，冲任、胞宫失于濡养，可致痛经；或经期、产后感受湿热之邪，湿热阻滞而发痛经。因此，经期应保持外阴清洁卫生，避免不洁性生活；同时要注意避免计划外多次怀孕，避免多次宫腔操作。应适度房事，以免损及肝肾，致精亏血少，胞宫失于濡养，不荣则痛。

问题6 月经与饮食的关系，你知道吗？

月经是性成熟女性的生理现象，月经正常来潮是女子发育成熟并具备生育能力的标志。如何保证月经能够正常来潮？月经和饮食有什么关系呢？

1. 足量饮食是月经的源泉

妇人以血为本，月经的主要成分是血，血赖气的推动而周流全身。气血

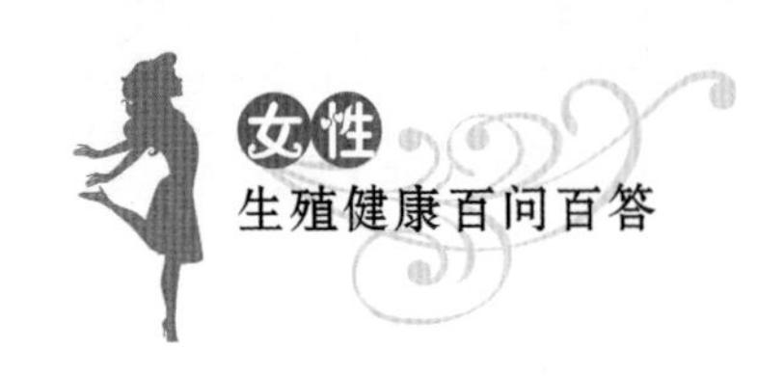

旺盛则胞宫血海充盈，月经自然正常来潮。只有气血充盈，月经才能正常来潮。如何保证气血充盈呢？当然要靠后天脾胃来化生了。脾胃为后天之本，气血生化之源。胃主受纳，为水谷之海；脾主运化，为气血之源。足量的饮食水谷，是气血充盈的源泉。只有脾胃源源不断地化生后天的水谷精微，才能保证气血充盈。因此，足量饮食是维持正常月经来潮的源泉。

2. 饮食失宜则月经不调

(1)饮食不足：饮食足量不但是月经产生的源泉，更是人体生命活动的基本保证。若过度节食、饮食不足、偏食、厌食，可导致气血之源，精亏血少，后天不能充养先天，肾精不足，冲任失养，胞宫空虚，无血可下，将导致月经过少、闭经、不孕、卵巢早衰等病症。

(2)饮食过度：若饮食过度、暴饮暴食或过食肥甘厚腻，会损伤脾胃，脾失运化，中焦积滞，水湿停聚，酿湿生痰，痰湿阻滞，冲任不畅，胞宫闭塞，可引起月经后期、月经过少、闭经、不孕、多囊卵巢综合征等病症。

(3)过食寒凉：寒为阴邪，易伤阳气，其性收引凝滞。过食寒凉生冷之品，易伤脾胃，损脾阳，日久则导致脾胃虚寒，易出现胃寒、胃痛、食欲不振、口淡无味、畏寒怕冷、四肢不温等症状。过食寒凉生冷，寒邪从内而生，客于下焦，寒凝胞宫，血得寒则凝，以致冲任凝滞不畅，不通则痛，引发痛经、月经过少、月经后期、闭经、宫寒不孕、产后腹痛、产后身痛等病症。

(4)过食辛辣：辣为温热之品，过食辛辣，则热从内生，迫血妄行，引起月经先期、月经过多、经期延长、崩漏、经行吐衄、胎漏、产后恶露不绝、异常子宫出血等病症。

3. 食疗可以调理月经

(1)保证足量均衡饮食：切不可为追求“苗条”而过度节食减肥，以免造成气血虚弱引发卵巢早衰，出现月经量少、色淡质稀、闭经、头晕乏力、心悸气短、面色苍白、失眠多梦、精神疲倦等气血虚弱的症状。在保证足量的蛋、奶、肉等营养食物摄入的前提下，可用人参、党参、黄芪、当归等补益气血的中药与鸡、鸭、鱼、肉等食物炖服；也可服阿胶以补血养血，食山药以健脾养胃，食山楂以消食健胃。

(2)勿过食肥甘厚味:对于无气血虚弱症状而身体肥胖者,切莫暴饮暴食、过食肥腻之味,以免形成湿阻气滞,出现月经过少、月经后期、闭经、白带量多、身重困倦、肥胖、多毛、痤疮、多囊卵巢综合征等病症。如出现以上痰湿阻滞之证,饮食宜适量、少食肥腻,可用山药、薏苡仁、芡实等健脾利湿类中药与扁豆、绿豆、红豆等食物熬粥饮用。

(3)莫过食寒凉生冷:尤其在经期、产后,切莫贪凉饮冷,以免寒凝胞宫,冲任血寒而导致痛经等症状。如有月经量少、色淡质稀、畏寒怕冷、四肢冰凉、小腹冷痛、夜尿频多、大便稀、痛经、宫寒不孕等阳虚内寒病症,可用当归、生姜、小茴香、桂皮等温补的中药与羊肉、牛肉炖服。在月经期间,也可以服用红糖、生姜等热性食物。

(4)不过食辛辣温补:平时或经期过食辛辣之品易生血热。如无气血虚弱症状而过服温补之剂,易致阳盛血热;情绪抑郁日久或大怒,则生肝郁血热,均会导致月经过多、月经先期、经期延长、崩漏、异常子宫出血等病症。如有月经过多、色红质稠、有血块、面红目赤、大便干燥、小便黄、烦躁易怒、乳房胀痛等血热之病症,可用菊花、蒲公英、合欢花等疏肝清热的中药泡茶饮,或以银耳、百合、枸杞子、冰糖炖服。

总之,正常饮食是气血之本、月经之源,不可过度节食减肥,也不可过食肥腻,更不能过寒、过热、过燥。只有正常饮食,才能气血旺盛;只有足量饮食,才能月经正常;只有卵巢功能正常,才能不过早衰老。

问题7 过度节食减肥真的对生殖有危害吗?

临床常遇到月经过少、月经推后或闭经的年轻女性,望其瘦弱憔悴,观其面色苍白;询其饮食,少之又少;问其病史,或食减肥药,或过度运动。检查发现,子宫内膜过薄,卵巢变小,雌激素过少,身体已经走向了卵巢早衰的状态。劝其停止减肥,却回应疑惑不解。过度节食减肥真的对生殖有危害吗?

1. 迫于错误“审美观”,盲目追求“骨感美”

近几年,由减肥“过度瘦身”所致闭经、不孕的发病率呈增长趋势,尤以青春期、育龄期女性多见。一项对462名学习舞蹈的女生的调查显示，体重指数(BMI)小于18.5(消瘦)的女性中依然有16.3%的女性认为自己太胖，她们普遍存在低体重、进食障碍和青春期发育延迟，月经紊乱发生率为39.18%，月经过少或闭经患者达83.40%。

不恰当的减肥观念和行为，不但会危害到年轻女性的生育能力，更会直接影响年轻女子的生育观。为了保持苗条身材，获得"美"的印象，将苗条身材作为职业尤其是成功的筹码，或不生育，或少生育，有朝一日有生育需求时，因过度减肥早已丧失了生育能力，悔不当初，难以扭转。

2. 饮食不足影响生殖功能

中医学认为，肾主生殖，主藏先天之精，在后天之精的滋养下肾气渐充。后天之精来源于水谷，即我们的一日三餐，是获取后天之精的主要来源，亦是经血化生的源泉。气血旺盛则胞宫血海充盈，月经自然正常来潮。子宫满盈，才能纳精成孕。阴血充盛，才能妊养胞胎。

若饮食不足，气血生化乏源，肾精亏损，血海不能按时满盈，子宫干涩，无血可下，将出现月经过少、月经推后或闭经。冲任空虚，难以受孕，导致不孕。阴血不足，胎失所养，会发生流产、滑胎、胎儿生长缓慢等。

3. 过度消瘦影响生殖功能

西医学认为，性激素具有促进器官成熟、第二性征发育及维持性功能等的作用，主要在性腺合成。女性通过卵巢生成雌激素、孕激素和少量的雄激素。类固醇是合成性激素的基本物质，而减肥过度会消耗过多的类固醇，导致性激素水平下降，子宫内膜生长速度减慢，甚至引起子宫和卵巢的逐渐萎缩，继而出现月经量少、经期缩短、月经推迟、闭经、不孕等。

同时，垂体是分泌促性腺激素的重要部位，对缺血、缺氧极其敏感。控制饮食或服用减肥药，一方面阻断了营养吸收，另一方面消耗了体内能量，导致垂体缺血又缺氧，生殖激素产生、代谢降低，从而影响女性生殖功能。

减肥药一般是通过加速代谢、促进排泄或减少吸收达到减肥目的的。如激素类减肥药通过加快蛋白质和脂肪的代谢，增加消耗以减轻体重，但易造成内分泌失调，使下丘脑-垂体-卵巢轴功能紊乱，危害生殖健康；抑制食欲类减肥药通过降低食欲,使人产生厌食反应,不欲饮食,导致营养匮乏;泻类减肥药通过促进肠蠕动,增加大便次数,减少营养吸收,且损伤肠道功能。

极端减肥造成的"过度瘦身",严重摧残了生育期女子的正常生殖、生理健康,增加了卵巢早衰的风险。年轻女性不可盲目追从,有生育要求的女性更当及早醒悟,尤其是备孕女性更要保证足量的营养丰富的一日三餐。即使无生育需求,也要维持正常的饮食量,保护卵巢功能,以免卵巢早衰,过早衰老。

下面提供一个衡量人体肥胖程度的标准(表1-1),请爱美女性对照使用,即体重指数(BMI)=体重(kg)/身高的平方(m^2)。

表1-1 体重指数标准

项目	WHO标准	中国标准
偏瘦	<18.5	<18.5
正常	18.5~24.9	18.5~23.9
超重	25~29.9	24~27.9
肥胖	≥30	≥28

基于以上所述,呼吁女性朋友们切莫过度节食减肥。保证了一日三餐,才能保障人体气血。气血充足,才能身体健康。

问题8 为什么生气会导致月经推后?

生气是指因不合心意而出现的心里不愉快,甚至愤怒发脾气,属否定性的情绪变化。这是一种不健康的心理情绪,患者常自觉心里堵得慌或胀满憋闷,实际上这属于一种肝气郁结、气机不调畅的状态。许多女性生气后,有月经推后的现象。这是为什么呢?

1. 肝主疏泄,调气血;主藏血,调血量

中医学认为,肝能调节气机,促使全身之气通而不滞,散而不郁,从而能够调节精神活动。肝具有贮藏、调节血量的作用。肝藏血,心行之,人动则

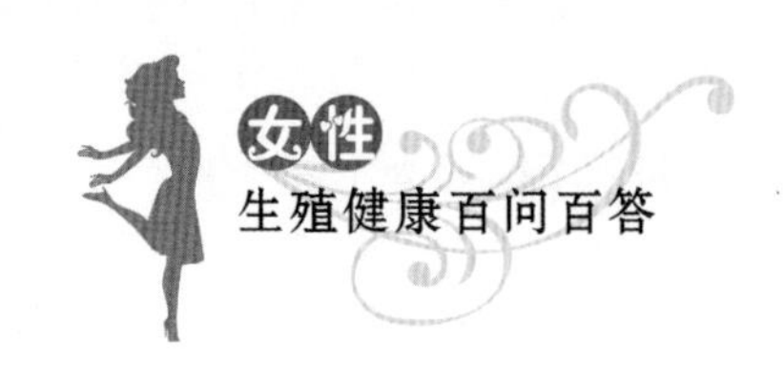

血运于诸经，人静则血归于肝脏。此外，足厥阴肝经绕阴器，经少腹联络冲任二脉，与女性生殖密切相关。冲任为气血之海，上行为乳，下行则为经。所以，肝主疏泄是保障机体多种生理功能正常运行的重要条件。肝气调达，则气机通畅，自然乐观向上；疏泄正常，胞宫气血按时满溢，月经自会按期来潮。

2. 肝气郁结，气机阻滞，冲任不畅

“肝属木，木气冲和条达”。自然界中凡木之属，其生长之势无不喜枝条舒展顺畅，即使有压抑，亦不畏阻遏而伸其天性。肝属木，其性亦喜舒展顺达而行其疏泄功能，诸般抑郁皆可阻遏肝气使之不舒而失疏泄条达。肝为将军之官，“在志为怒”，由于其性条达而不堪委曲，若遇屈辱则肝必应之而生怒，故怒志属肝。“怒易伤肝”，过多、持久“生气”“发脾气”，可使肝气郁结，疏泄功能异常，气血运行阻滞，冲任不畅，气机郁滞，气滞血瘀，胞宫不能按时满溢，则导致月经后期。同时，肝体阴而用阳(体，指肝脏之本体；用，言肝脏之功能活动)，若阴血不足，肝失所养，也会出现抑郁、不乐、烦躁易怒等情绪，出现因虚致郁，因郁致瘀，不但会月经推后，还会导致月经过少，甚至痛经、闭经。

“生气”这种负面情绪虽不可避免，但还请女性朋友尽量保持平和、乐观、愉悦的良好心态，避免各种不良情绪；肝气畅达，冲任调和，气血通畅，胞宫按期满溢，月经如期而至，孕育自会正常。

问题9 如何平稳度过更年期?

大多女性能自我调节，平稳度过更年期；部分女性会出现更年期综合征。更年期综合征主要是指女性在绝经前后，出现烘热汗出、烦躁易怒、潮热面红、失眠健忘、精神倦怠、头晕目眩、耳鸣心悸、腰酸背痛、手足心热或伴月经紊乱等与绝经有关的症状。它是由于性激素波动而出现的一系列躯体及精神心理症状。有些女性症状严重，这一阶段则变得十分难熬，那么该如何平稳度过呢?

1. 正确认识

中医学认为,女性“七七”之年,肾气渐衰,天癸渐竭,冲任二脉逐渐亏虚,胞宫阴血不足,无血可下,月经将断而至绝经。在此生理转折期,受身体内、外环境的影响,如素体阴阳有所偏衰、素性抑郁、宿有痼疾、家庭因素、社会因素,易导致肾阴阳平衡失调而发病。西医学认为,更年期症状的发生与雌激素波动、卵巢功能降低等因素有直接关系,常伴有神经、心理等方面的症状,是生殖功能逐渐减弱的一个特殊生理阶段,是人体衰老的一种自然现象。通常男女皆会出现,但女性症状则更为明显,要正确认识,不必惊慌或过于担忧,应该快乐而高质量地平稳度过。

2. 及时诊治

更年期综合征症状轻者可通过情绪管理来自我调理,一旦症状明显,则要及时就医,排除其他重大疾病。如果出现严重的更年期综合征的症状,干扰日常生活、工作或学习,应及时诊治。如出现月经过多、经期延长、崩漏等异常子宫出血病症,要尽快就诊,排除生殖系统器质性病变(如子宫肌瘤、子宫内膜癌、宫颈癌等);如出现心悸、眩晕、头痛、胸痛、胸闷等症状,要到内科进一步检查排除心血管病变;如出现潮热汗出、烦躁失眠、阴道干涩、反复阴道或尿路感染,要到妇科就诊用中药补肾调阴阳、疏肝解郁,或用激素类药进行治疗。

3. 自我调理

如果出现轻微的不适,可通过调节情绪并结合体质选择食疗进行调理。如出现烦躁、口干、眼干、阴道干涩、大便干等偏阴虚的表现,可选择食用银耳、百合、山药、沙参、麦冬等滋阴药,口服药物可选择六味地黄丸或左归丸;如出现畏寒、怕冷、眼睑肿胀、手脚冰凉、小便多、腰膝酸软等阳虚症状,可多吃生姜、羊肉等一些温补类的食物,药物可选择右归丸;如果出现心烦、胸闷不乐、善叹息等肝郁症状,可用合欢花、柠檬、枸杞等泡水喝,药物可选择逍遥丸;如出现睡眠差、多梦、易醒的现象,可用酸枣仁、柏子仁、桂圆肉等泡水喝,或口服归脾丸、柏子养心丸等药物。同时要保证足量饮食,均衡摄入米、面、肉、蛋、奶、豆制品、蔬菜、水果等食物，保持气血充足，以缓解更年期的症状。

4. 规律作息

保证足够的睡眠时间，睡眠时间尽可能在8小时左右，须在晚上11点前进入睡眠状态，养成早睡早起的好习惯，不要熬夜，但也不可贪睡晚起。规律作息可参考《黄帝内经》的四季养生作息方法："春三月，夜卧早起，广步于庭；夏三月，夜睡早起，无厌于日；秋三月，早睡早起，与鸡俱兴；冬三月，早睡晚起，必待日光。"

5. 保持乐观

愉快的心情可以让女性忘记自己处于更年期，所以更年期的女性应该保持一种乐观、积极向上的心态。更年期女性可以通过专注于工作或学习、培养业余爱好、多与朋友交流等，创造丰富又多姿多彩的生活，以缓解由于身体不适带来的负面情绪。

6. 家人关爱

此阶段女性因生理原因，更易出现情绪波动、烦躁、焦虑、缺乏自信等不安症状，其爱人、子女、家人应理解包容，切莫厌烦、嫌弃、谴责、批评，应多给予体贴、关怀，创造一个和谐快乐的家庭氛围，一起帮助更年期女性平稳度过这一特殊时期。

问题10 什么是卵巢早衰？能治好吗？

近几年，卵巢早衰的发病率呈逐年上升且年轻化趋势，严重影响了女性生殖、生理功能和身心健康。有的女性不到30岁就丧失了生育功能，有的不到40岁就出现了绝经。那么，什么是卵巢早衰呢？它能治好吗？

1. 卵巢及其功能

卵巢是女性的性腺，其主要功能为产生与排出卵子，并分泌性激素，分别称为卵巢的生殖功能和分泌功能。女性胎儿出生时约有200万个卵泡，儿童期多数卵泡退化,至青春期约有 30 万个卵泡。女性一生一般只有 400 ~ 500 个卵泡发育成熟并排卵。排卵多发生在下次月经来潮前 14 天左右,排出的卵子与精子结合形成受精卵,历经 40 周左右的时间发育后,新的生命诞生。卵巢分泌的性激素主要是雌激素、孕激素及少量雄激素,性激素的主要作用是促使子宫发育,维持子宫内膜周期性变化,为受精卵着床做好准备,保证胎儿宫内生长发育;同时促进乳腺发育,促进女性第二性征发育。如果卵巢功能衰竭,女性将不具备生育能力,女性的生理特征也将消失。

2. 卵巢早衰及发生过程

卵巢功能减退是一个逐渐发生的过程。卵巢储备功能减退(DOR)、早发性卵巢功能不全(POI)、卵巢早衰(POF)代表了卵巢功能逐渐下降的三个阶段。卵巢储备功能减退是指卵巢内卵母细胞数量减少和(或)质量下降,伴抗米勒管激素(AMH)水平下降、窦卵泡数减少、卵泡刺激素(FSH)升高,表现为生育能力下降,但不强调年龄、病因和月经改变。早发性卵巢功能不全是指女性在 40 岁以前出现的卵巢功能减退,主要表现为月经异常、FSH 水平 >25 U/L、雌激素波动性下降。卵巢早衰是指女性 40 岁以前出现闭经、FSH >40 U/L 和雌激素水平降低,并伴有不同程度的围绝经期症状,是女性卵巢功能减退的终末阶段。卵巢早衰是一种多病因所致的卵巢内卵泡耗竭或被破坏而发生的卵巢功能衰竭,临床上多表现为潮热、汗出、易怒、闭经、不孕、第二性征及生殖器官的萎缩。

3. 卵巢早衰的防治

(1)*及时就诊*:如连续 3 个月出现月经稀发、量少,或停经 3 个月以上,婚后未避孕一年而未受孕,应及时到医院进行专科检查。在月经周期的第 2 ~4 日做基础性激素测定,基础 FSH/LH >2 ~3.6 提示卵巢功能储备不良;FSH 值为 15 ~25 U/L,为早发性卵巢功能不全高危;FSH >25 U/L,为早发性卵巢功能不全;FSH >40 U/L,提示卵巢早衰,超声检查见双侧卵巢体积较正常明显缩小,血清 AMH≤1.1 ng/mL。同时应仔细分析发病原因。常见病因有遗传因素,手术、放疗、化疗因素,免疫因素,不良生活方式,全身性疾病等。

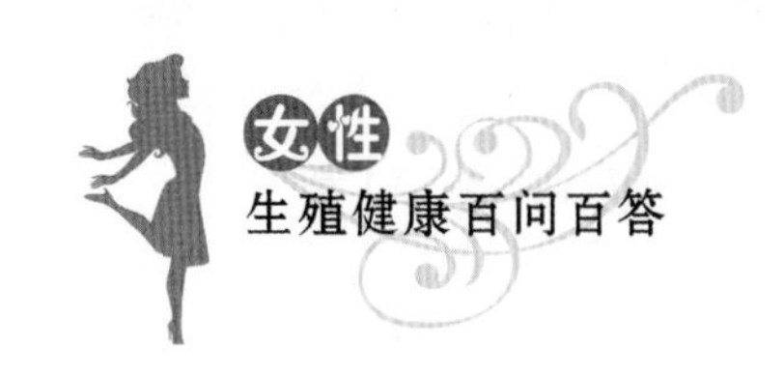

（2）早期治疗：首先要及时治疗和纠正导致卵巢功能下降的病因。根据病情减少或停止服用损害卵巢功能的药物，如抗肿瘤药环磷酰胺、抗风湿药雷公藤、抗抑郁药等；及时治疗导致卵巢早衰的疾病，如甲状腺疾病、贫血、低血压、营养不良等。在卵巢储备功能减退阶段积极治疗，防止发展成早发性卵巢功能不全或卵巢早衰。卵巢储备功能减退阶段治疗效果较好，一旦发展成卵巢早衰，治疗效果较差。西医多采用激素补充及辅助生殖技术进行治疗；中医多通过补肾填精、调补阴阳进行治疗。

（3）重视预防：包括饮食调补、情志调养、规律作息和戒烟戒酒。

① 饮食调补：正常饮食是气血之本、月经之源。劝告女性朋友尤其是生育期女性，应均衡摄入米、面、肉、蛋、奶、豆制品、蔬菜、水果等食物，保证气血充足，只有足量饮食，才能气血旺盛、经血有源，才能保持生育能力。切不可过度节食减肥，导致气血匮乏，精亏血少，胞宫空虚，无血可下；也不可过食肥腻，更不能过食过寒、过温或过燥之品。只有正常饮食，才能月经正常。只有卵巢功能正常，才不会过早衰老。

② 情志调养：由于女性生殖、生理受下丘脑－垂体－卵巢轴调节，过度情绪刺激会通过影响大脑皮层功能而导致下丘脑－垂体－卵巢轴功能紊乱。大怒伤肝、思虑过度伤脾、悲伤太过伤肺、抑郁太过则气滞血结，均可造成阴血暗耗、气机逆乱而出现月经不调、不孕不育。因此，要保持情志舒畅，养成积极向上、乐观自信的心态，才能气血调和，保障女子“经、孕、产、乳”功能的正常。

③ 规律作息：形成规律的生物钟，避免长期熬夜，睡眠不足，耗精伤阴，造成精血亏虚。作息可参照《黄帝内经》养生之法，“上古之人，法于阴阳，和于数术，饮食有节，起居有常，不妄劳作，故能形与神俱，而尽终天年，度百岁乃去。”这是古人养生之道，强调遵循自然规律，做到饮食有节制、作息有规律，注重精神调养，劳逸结合，才能长寿。

④ 戒烟戒酒：烟、酒都是诱发卵巢早衰的高危因素。有调查表明，吸烟、饮酒的女性绝经年龄较非吸烟、饮酒的女性可提前1～2年，因此建议女性要养成良好的生活习惯，远离烟、酒，保护好自己的卵巢功能，防止卵巢早衰，以保持在生育年龄应有的生育功能。

问题11 多囊卵巢综合征患者可以怀孕吗?

多囊卵巢综合征是一种常见的妇科内分泌疾病,发病率呈逐年升高的趋势。在临床上,多囊卵巢综合征以雄激素过高的临床或生化表现、持续无排卵、卵巢多囊改变为特征,常伴有胰岛素抵抗和肥胖。其病因至今尚未明确,目前研究认为,其可能是由于某些遗传基因与环境因素相互作用所致。多囊卵巢综合征患者因持续无排卵而不能自然怀孕,是导致不孕的主要原因之一,妊娠后自然流产的风险也会增加。其远期并发症有子宫内膜癌、乳腺癌、糖尿病、高血压、心血管疾病等。

1. 临床表现

多囊卵巢综合征多起病于青春期,主要表现为月经失调、雄激素过量和肥胖。其中,月经失调为最主要症状,多表现为月经稀发(周期35日~6个月)或闭经。生育期女性因排卵障碍可导致不孕。多毛、痤疮、油脂性皮肤是高雄激素血症最常见的表现。阴毛浓密,延及肛周或腹中线。50%以上患者肥胖,常呈腹部肥胖型。有的患者还有黑棘皮症,皮肤增厚,色素沉着。

2. 辅助检查

多囊卵巢综合征患者的基础体温测定表现为单相型基础体温曲线。超声检查见卵巢增大,一侧或双侧卵巢有12个以上直径为2~9 mm的无回声区,围绕卵巢边缘,呈车轮状排列,称为"项链征"。连续监测未见主导卵泡发育及排卵迹象。性激素测定结果显示雄激素升高;FSH正常或偏低,黄体生成素(LH)升高,LH/FSH比值≥2~3;雌激素正常或升高;部分患者泌乳素轻度升高;抗米勒管激素多为正常人的2~4倍。

3. 诊断标准

(1)国际标准:①稀发排卵或无排卵;②高雄激素的临床表现和(或)高雄激素血症;③卵巢多囊改变:超声提示一侧或双侧卵巢直径2~9 mm的卵泡≥12个,和(或)卵巢体积≥10 mL;④3项中符合2项并排除其他高雄激素病因。

(2)我国标准:月经稀发、闭经或不规则子宫出血是诊断的必需条件;同时符合下列两项中的一项,并排除其他可能引起高雄激素和排卵异常的疾病。①高雄激素的临床表现或高雄激素血症;②超声表现为≥12 个 2 ~ 9 mm 的卵泡。

4. 治疗方法

多囊卵巢综合征除了月经不规律、多毛、痤疮、肥胖等,最严重且常见的就是影响生育。青春期出现月经紊乱;育龄期因卵泡发育、成熟、排出障碍导致不孕;孕期流产率增加、活产率下降、妊娠合并症明显增加和不良妊娠结局。多囊卵巢综合征病情复杂,病因不明。通过早发现、早治疗,中、西医结合能够帮助其顺利怀孕生子。

(1)调整生活方式:对肥胖型多囊卵巢综合征患者,应控制饮食、增加运动以降低体重与缩小腰围,降低雄激素水平,帮助恢复排卵及生育功能。

(2)西医治疗:西医多通过雌孕激素联合周期疗法调整月经周期,常用口服短效避孕药,周期性服用,疗程一般为 3 ~6 个月,可重复使用,能有效抑制毛发生长、治疗痤疮;也可采用孕激素后半周期疗法,调节月经并保护子宫内膜,对 LH 过多分泌同样有抑制作用,亦可达到恢复排卵的效果。

(3)中医治疗:中医学认为,本病主要是肾 - 天癸 - 冲任 - 胞宫轴功能失调,与肾、肝、脾三脏功能失常密切相关,而肾虚、痰湿又是其主要因素。肾虚,肾气不充,冲任不盛,血海不盈,可致月经后期、经闭而难以受孕;痰湿,水湿停滞,阻滞冲任,经血不行,可致不孕;情志内伤,肝气郁结,气滞血瘀,瘀阻冲任,可致闭经、不孕;肝经郁火,郁怒伤肝,气血失和,可致月经紊乱、不孕。

中医重在辨证论治,青春期重在调经,以调畅月经为先,恢复周期为本;育龄期以助孕为要。肾虚证,治以补肾调经;痰湿证,治以化痰除湿、通络调经;气滞血瘀证,治以行气活血、祛瘀通经;肝经郁火证,治以疏肝理气、泻火调经。同时可结合月经周期疗法。月经期,以活血调经为主,常用药物有益母草、蒲黄、艾叶等;经后期,以滋补肾阴为主,促进卵泡发育,常用左归丸加减;经间期,以益气助阳活血为主,促进排卵,常用黄芪、人参、熟地黄、附子等;经前期,以温补肾阳为主,健全黄体功能,常用右归丸加减。

问题12 如何从性激素化验结果判断卵巢的储备功能？

卵巢储备功能是指女性卵巢内存留卵子的质量和数量，是衡量女性生育潜能的重要标志。女性卵巢内的卵泡随着年龄的增长，到50岁以后会逐渐耗竭。卵巢储备功能可以通过检测性激素六项和抗米勒管激素来评估，检查时间是在月经周期第2~4天，需要早上空腹检查。临床常用的与卵巢储备功能相关的激素主要有卵泡刺激素（FSH）、黄体生成素（LH）、催乳素（PRL）、雌二醇（E_2）、孕酮（P）、睾酮（T）、抗米勒管激素（AMH），其中FSH、LH、PRL是垂体分泌的激素，E_2、P、T、AMH是卵巢分泌的激素。

1. 卵泡刺激素和黄体生成素

不同时期血FSH和LH的正常范围见表1-2。

表1-2 血FSH和LH的参考范围

测定时期	FSH(U/L)	LH(U/L)
卵泡期、黄体期	1~9	1~12
排卵期	6~26	16~104
绝经期	30~118	16~66

（1）鉴别闭经的原因：FSH及LH水平低于正常值，提示闭经原因在腺垂体或下丘脑。FSH及LH水平均高于正常，提示病变在卵巢。

（2）排卵监测：测定LH峰值，可以估计排卵时间、了解排卵情况，有助于不孕症的治疗。

（3）协助诊断多囊卵巢综合征：测定LH/FSH值，如LH/FSH≥2~3，有助于诊断多囊卵巢综合征。

（4）卵巢早衰：FSH>40 U/L，间隔1个月内至少升高2次，可确诊本病。

（5）诊断性早熟：真性性早熟由促性腺激素分泌增多引起，FSH及LH呈周期性变化。假性性早熟者FSH及LH水平均较低，且无周期性变化。

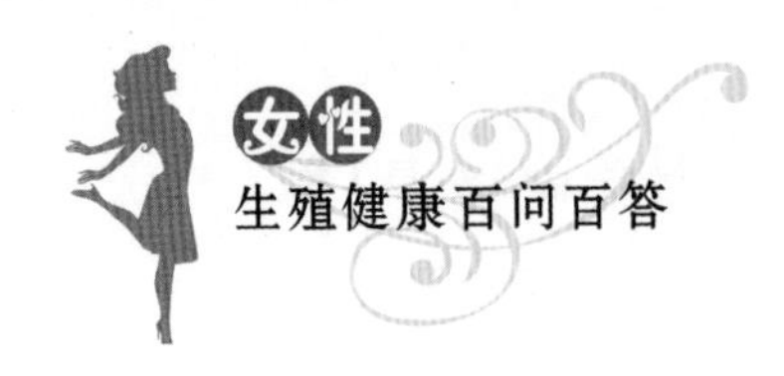

2. 催乳素

不同时期血 PRL 的正常范围见表 1－3。

表 1－3　血 PRL 的参考范围

测定时期	PRL(mmol/L)
非妊娠期	<1.14
妊娠早期	<3.64
妊娠中期	<7.28
妊娠晚期	<18.20

(1)闭经、不孕及月经失调者，无论有无溢乳均应测 PRL，以除外高催乳素血症。

(2)垂体肿瘤患者伴 PRL 异常增高时，考虑有垂体催乳素瘤。

(3)PRL 水平升高见于性早熟、原发性甲状腺功能低下、卵巢早衰、黄体功能欠佳、长期哺乳、神经精神刺激、药物作用(如氯丙嗪、避孕药、大量雌激素、利血平)因素等；PRL 水平降低多见于垂体功能减退、单纯性催乳素分泌缺乏症等。

(4)10%～15% 的多囊卵巢综合征患者表现为轻度的高催乳素血症，其可能为雌激素持续刺激所致。

3. 雌二醇

不同时期血雌二醇的正常范围见表 1－4。

表 1－4　血 E_2 的参考范围

测定时期	E_2(pmol/L)
青春前期	18.35～110.1
卵泡期	92.0～275.0
排卵期	734.0～2200.0
黄体期	367.0～1101.0
绝经后	<100.0

(1)鉴别闭经的原因:雌激素水平符合正常周期变化,表明卵泡发育正常,应考虑为子宫性闭经;雌激素水平偏低,闭经可能为原发性或继发性卵巢功能低下,或药物影响而致的卵巢功能抑制,也可见于下丘脑－垂体功能失调、高催乳素血症等。

(2)诊断有无排卵:无排卵时雌激素无周期性变化,常见于无排卵性异常子宫出血、多囊卵巢综合征、某些绝经后子宫出血。

(3)监测卵泡发育:应用药物诱导排卵时,测定血中 E_2 作为监测卵泡发育、成熟的指标之一,用以指导 HCG 用药及确定取卵时间。

(4)诊断女性性早熟:临床多以 8 岁前出现第二性征发育诊断性早熟,血 E_2 水平升高 >275 pmol/L 为诊断性早熟的激素指标之一。

(5)协助诊断多囊卵巢综合征:E_1 升高,E_2 正常或轻度升高,并恒定于早卵泡期水平,$E_1/E_2>1$。

4. 孕酮

不同时期血孕酮的正常范围见表 1－5。

表 1－5 血 P 的参考范围

测定时期	参考范围(nmol/L)	测定时期	参考范围(nmol/L)
卵泡期	<3.2	妊娠中期	159～318
黄体期	9.5～89	妊娠晚期	318～1272
妊娠早期	63.6～95.4	绝经后	<2.2

(1)监测排卵:血孕酮 >15.9 nmol/L,提示有排卵。

(2)评价黄体功能:黄体期血孕酮水平低于生理值,提示黄体功能不足;月经来潮 4～5 日血孕酮水平仍高于生理值,提示黄体萎缩不全。

(3)辅助诊断异位妊娠:异位妊娠时,孕酮水平较低,如孕酮水平 >78.0 nmol/L(25 ng/mL),基本可除外异位妊娠。

(4)辅助诊断先兆流产:孕 12 周内,孕酮水平低,早期流产风险高。先兆流产时,孕酮值若有下降趋势,则孕妇有可能流产。

(5)观察胎盘功能:妊娠期胎盘功能减退时,血中孕酮水平下降。单次血清孕酮水平≤15.6 nmol/L(5 ng/mL)时,提示为死胎。

5. 睾酮

不同时期血睾酮的正常范围见表 1－6。

表 1－6　血睾酮的参考范围

测定时期	参考范围(nmol/L)	测定时期	参考范围(nmol/L)
卵泡期	<1.4	黄体期	<1.7
排卵期	<2.1	绝经后	<1.2

(1)卵巢男性化肿瘤:女性短期内出现进行性加重的雄激素过多症状及血清雄激素升高往往提示卵巢男性化肿瘤。

(2)多囊卵巢综合征:若治疗前雄激素水平高,治疗后下降,可作为评价疗效的指标之一。

(3)肾上腺皮质增生或肿瘤:血清雄激素异常升高。

(4)两性畸形:男性假两性畸形及真两性畸形,睾酮水平在男性正常范围内;女性假两性畸形则在女性正常范围内。

(5)女性多毛症:睾酮水平正常时,多考虑毛囊对雄激素敏感所致。

(6)高催乳素血症:女性有雄激素过高的症状和体征,但雄激素水平在正常范围者,应测定血清催乳素水平。

6. 抗米勒管激素

不同年龄女性 AMH 的正常范围见表 1－7。

表 1－7　AMH 的参考范围

年龄(岁)	参考范围(ng/mL)	年龄(岁)	参考范围(ng/mL)
<30	2.5～6.3	41～45	0.78～3.56
31～35	1.88～6.08	46～50	0.76～2.8
36～40	1.71～5.3	绝经前和绝经后	检测不出

AMH 检查能够可靠、快速地评价卵巢储备功能,得知女性卵巢中可能形成窦性卵泡的数目。AMH 正常值为 2～6.8 ng/mL。AMH 数值越高,代表卵子存量越多;数值越低,说明卵巢储备功能越差。

问题13 月经期可以洗头、洗澡吗?

月经期间子宫处于“泻而不藏”的生理状态,子宫内膜脱落,盆腔充血,阴血骤虚,身体处于抵抗力较差的阶段,所以经期应该避免受凉,保证经血顺利排出。很多人担心经期洗头会导致月经不调、痛经、头痛等。随着现代人生活习惯的改变,很多女性朋友们已经不再能忍受一周不洗头、不洗澡的状态。那么,月经期间可以洗头、洗澡吗?

1. 经期可以洗头、洗澡

在保证室内温度适中、洗澡环境防寒防风、水温适宜的情况下,经期是可以洗头、洗澡的。但传统说法“经期不能洗头、洗澡”也是有一定道理的。

(1)在洗头、洗澡过程中,热水及周围热气对皮肤的刺激,导致皮肤腠理疏松,毛孔扩张,如果室内温度低,又没有防寒、防风设施,人体容易感受外来风寒之邪,寒侵肌肤,易导致风寒感冒;寒入胞宫,冲任气血凝滞,会导致痛经、月经过少等病症。

(2)热水及热气导致体表毛细血管扩张,如果原有贫血或低血压,头部会因缺血而出现头痛、头晕的症状;此时气血更多行于体表,如果原有血虚气弱,子宫更会因之血虚血少而导致月经减少。这就是有的人一洗澡月经就减少或停经的原因。

(3)月经期由于子宫内膜脱落,宫腔留有创面,宫颈口微微开张,阴道内有经血停留,是细菌的良好培养基。如果洗浴环境或物品不卫生、不清洁,容易导致上行感染而引起生殖道炎症,出现痛经、带下量多等症状。

2. 经期洗头、洗澡的注意事项

(1)要保证适当的室内温度,有防寒、防风设施,保持洗浴环境清洁卫生。

(2)洗头、洗澡后,要及时擦干身体,用热风吹干头发,快速穿好衣服,避免受寒受凉。

(3)采用淋浴,不宜坐浴,更不能游泳、泡温泉,不宜入水中游乐。避免淋雨。

（4）洗澡时间不宜过长，以免长时间处于温热环境，使得皮肤的毛细血管扩张，导致月经变少甚至停闭。

因此，月经期间可以洗头、洗澡。但在温度不适宜，没有防寒、防风及卫生保障，又有贫血、低血压或气虚血弱症状时，尽可能不洗头、不洗澡。

问题 14 正常子宫内膜有多厚？

子宫内膜是子宫的内膜层，它分为功能层和基底层。功能层是胚胎植入的部位，受性激素的影响发生周期性的增殖、分泌和脱落性变化而变为月经；基底层位置较深，靠近肌层，不受性激素变化影响，不发生脱落。

子宫内膜受卵巢激素调节而发生周期性变化。在雌激素作用下，子宫内膜出现增殖期变化。在雌、孕激素共同作用下，增殖期子宫内膜出现分泌期变化。雌、孕激素撤退后，分泌期子宫内膜脱落形成月经。正常子宫内膜在月经周期不同时期的厚度是不一样的，根据组织学变化将子宫内膜分为月经期、增殖期、分泌期 3 个阶段（以一个正常月经周期 28 日为例）。

1. 月经期

月经周期的第 1 ~4 天，体内雌、孕激素水平骤降，子宫内膜组织坏死、剥脱，脱落的内膜碎片随血液一起从阴道流出形成月经。月经期子宫内膜由厚变薄。月经干净后即进入增殖期。

2. 增殖期

月经周期的第 5 ~14 天，是内膜生长时期，此时卵巢内有卵泡生长，在卵泡分泌的雌激素作用下，子宫内膜发生增生性变化并逐渐增厚，厚度可增长至 3 ~5 mm。第 14 ~15 天一般为排卵日，排卵后子宫内膜由增殖期转为分泌期。

3. 分泌期

月经周期的第 15 ~28 天，此时子宫内膜因为充满了毛细血管和腺体而变得蓬松，厚度可达 8 ~ 10 mm。一般在分泌晚期子宫内膜厚度可达到 10 mm，是最利于受精卵着床的状态。

以上就是子宫内膜周而复始的变化过程。当子宫内膜在分泌期达到约 10 mm 时，为受精卵提供了又厚又软的着床“土壤”，胚胎种植的成功率会明显升高。如果内膜过薄，厚度 < 7 mm，子宫内膜的容受性会明显下降，影响胚胎的种植；如果内膜过厚，厚度 > 14 mm，也不利于受精卵的着床，因此，此两种情况必须到妇科做进一步的专科检查。

人工流产或刮宫术会对内膜基底层造成损伤，使内膜变薄难以生长；营养物质摄入不足时内膜的增长速度也会变慢，导致月经推后、经量减少、闭经。若 B 超显示分泌期的子宫内膜仅有 5 ~ 6 mm，即使几个月没有来月经，短期内也是不会有月经来潮的。若子宫内膜增长速度过快、内膜过厚，常表现为经期延长甚至崩漏，建议首先检查是否为子宫内膜的病变，如内膜增生、内膜息肉或内膜不典型增生甚至内膜癌等。

中医学认为，子宫内膜过薄多属虚证，过厚多属实证；虚证以补肾益精为主，实证以理气化瘀为主。西医常通过调节雌、孕激素水平来达到治疗的效果。

问题 15 是什么伤害了子宫内膜？

子宫内膜作为月经来潮的基础和胚胎着床必不可少的“土壤”，对于月经的正常来潮和怀孕有着至关重要的作用。临床很多患者因为月经量少、月经停闭或者不孕前来就诊，超声检查显示子宫内膜过薄。子宫内膜薄不但影响月经，导致月经量少、月经推后甚至月经停闭，而且会导致不孕、流产。那究竟是什么伤害了子宫内膜呢？

目前，临床上对于薄型子宫内膜尚没有明确的诊断标准。一般来说，排卵期子宫内膜小于 7 mm，分泌晚期小于 8 mm，就属于子宫内膜过薄，不利于受孕。

1. 导致子宫内膜过薄的原因

（1）内分泌失调：如雌激素水平偏低、孕激素不足、排卵障碍和生长激

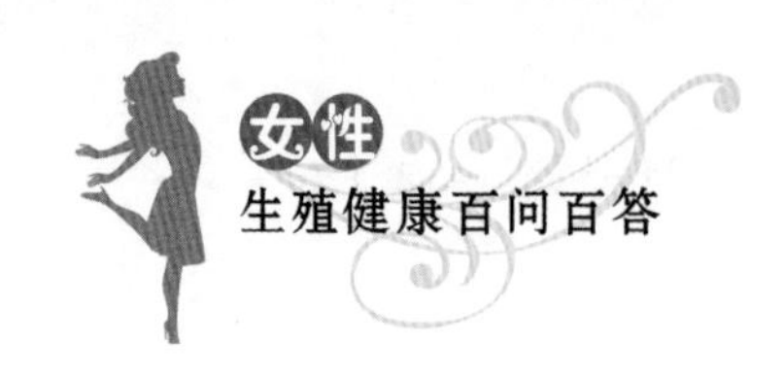

素缺乏等均可能导致子宫内膜过薄，常见疾病有卵巢功能不足、卵巢早衰等。

（2）多次宫腔操作：如多次人工流产、清宫术、取环术、子宫内膜消融术、子宫肌瘤术等，如果次数过多或操作不当，可导致子宫内膜基底层损伤，进而使子宫内膜生长缓慢而变薄，甚至造成宫腔粘连，影响正常月经及受孕。

（3）妇科炎症：各种妇科急、慢性炎症如子宫内膜炎有可能造成子宫内膜细胞损伤，从而导致子宫内膜过薄。

（4）年龄渐长：子宫内膜薄在较大年龄女性中较常见，随着女性年龄的增长，生殖内分泌功能逐渐下降，导致子宫内膜生长缓慢而变薄。

（5）不良生活方式：长期熬夜、缺乏或过度运动、节食减肥、营养不良等不健康的生活方式，耗伤精血，导致冲任阴血亏虚，胞宫空虚，失于濡养，内膜无法生长或者生长缓慢而变薄。

（6）药物影响：长期过度服用避孕药会抑制子宫内膜正常生长，导致子宫内膜变薄。有些促排卵药物通过与雌激素竞争受体，也会影响子宫内膜的厚度。抗癌药物如雷公藤等会损伤卵巢功能，使得子宫内膜厚度减少。

2. 子宫内膜过薄的治疗

（1）西医西药：西医主要通过性激素替代疗法来治疗子宫内膜过薄。通过补充人体内缺乏的雌、孕激素，改善血流灌注，促进内膜细胞增殖或再生。

（2）中医中药：中医认为，子宫内膜过薄属虚证范畴，故中医以补肾填精、益气养血为主，佐以温肾、养肝之剂，能够促进内膜生长，对子宫内膜过薄的治疗有其独特效果。

3. 预防子宫内膜薄的方法

（1）平衡内分泌：应保持愉快的心情，避免精神过度紧张；保证充足的睡眠，及时治疗与内分泌有关的相关疾病。

（2）避免宫腔操作：对于有生育要求的育龄期女性，一定要采取安全可靠的避孕方式，避免多次人流对子宫内膜造成损伤。

(3)预防宫腔感染:保持外阴清洁、干燥,对于妇科炎症,如阴道炎、宫颈炎等疾病要采取及时、正规的治疗,避免上行感染宫腔。宫腔术后要注意护理,避免宫腔感染。

(4)增强体质:运动能增强体质,促进子宫气血通畅。如体操、跳舞、瑜伽、慢跑、登山等有氧运动,可以增强体质。

(5)健康饮食:饮食宜营养均衡,忌辛辣厚味,戒烟酒。多吃蛋白质丰富的食品,如黑豆、黄豆、牛肉、鸡蛋、黑木耳、豆浆、乌骨鸡、核桃等。避免过度节食减肥,保证充足的气血是子宫内膜生长的前提。

综上所述,子宫内膜过薄对于女性健康有很大的危害,在平时生活中,除了注意预防、避免子宫内膜受到伤害外,还应该定期体检,如果发现子宫内膜薄,应及时到正规医院寻求专业的治疗。

第2章

备孕篇

问题16 是什么影响了卵泡的生长发育?

卵泡是一个由卵母细胞和周围许多颗粒细胞组成的圆形组织,存在于卵巢皮质中。正常女性卵泡发育成熟后排出又大又圆的卵子,精卵结合形成受精卵,在子宫里面“安居”下来并成长为胎儿。但一些女性因为卵泡发育迟缓或排卵障碍导致了不孕症。那是什么影响了卵泡的生长发育?卵泡发育成熟需要多长时间呢?

1. 正常卵泡生长发育的周期

卵泡在卵巢中生长发育,由于卵巢具有周期性变化,产生的卵泡亦有相应的周期变化。女性一生中一般只有400~500个卵泡发育成熟并排卵。卵泡发育经历始基卵泡、窦前卵泡、窦卵泡、排卵前卵泡(又称成熟卵泡)4个阶段。

卵泡的发育始于始基卵泡到初级卵泡的转化。始基卵泡的发育远在月经周期起始之前,从始基卵泡发育至形成窦前卵泡要9个月以上的时间。从窦前卵泡发育到窦卵泡约需要71天,从窦卵泡发育到成熟卵泡约需要14天。从窦前卵泡发育到成熟卵泡,实际跨越了约3个月经周期。一般卵泡生长的最后阶段正常约需要15日左右,是月经周期的卵泡期。(图2-1)

成熟卵泡中的卵细胞从卵巢排出的过程称排卵,排出的卵细胞称卵子。排卵多发生在下次月经来潮前14日左右,卵子可由两侧卵巢轮流排出,也可

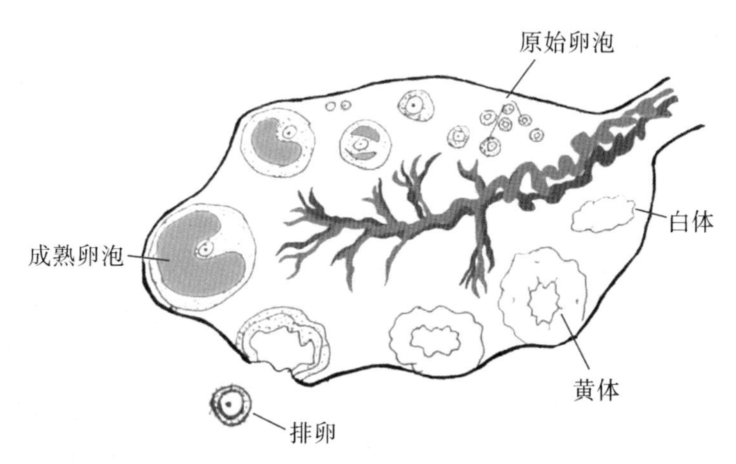

图 2－1　卵泡的发育过程

由一侧卵巢连续排出。卵子排出后，经输卵管伞部捡拾、输卵管壁蠕动、输卵管黏膜纤毛摆动等协同作用，在输卵管内向子宫方向移动等待受精。受精多在排卵后数小时内发生，一般不超过 24 小时。

排卵后，卵泡壁塌陷形成黄体，分泌大量孕激素，为受精卵着床做准备。若卵子未受精，黄体维持 14 天衰退后月经来潮，卵巢中又有新的卵泡发育，开始新的周期。

2. 卵泡与生殖的关系

众所周知，受孕是精子和卵子结合形成受精卵并种植宫腔发育成胎儿的过程，卵泡成熟并排出卵子是其中重要的环节。

窦卵泡发育到优势卵泡要经过 3 个过程，即募集、选择和优化。在月经周期第 1 ~4 天，募集 10 ~20 个窦卵泡，在月经周期的 5 ~7 天一般仅有一个发育较快的卵泡被选择，选择出来的优势卵泡最终发育成熟而排出卵子。一般情况下，月经规律的女性，排卵日是在下次月经前的第 14 天。卵子排出以后，很快被输卵管的伞端捡拾，捡拾以后，卵子随着输卵管纤毛的摆动，到达输卵管壶腹部，在这个部位等待精子，遇到精子后能够很快与精子结合，形成受精卵。

卵子从卵巢排出后，通常能够在女性体内存活 24 ~48 小时，卵子最佳存活时间是 24 小时，一般会在 48 小时之内灭活。卵子在排出后的 12 小时之内活力是最好的，精子进入女性生殖道可存活 2 ~ 3 天。因此，如果要怀孕，需选择在排卵前后 24 小时之内同房。

3. 影响卵泡生长发育的因素

卵巢是女性性腺，具有排卵和内分泌的功能，因此，卵泡的生长发育与卵巢密不可分。那么，有哪些因素会影响卵泡的生长发育呢？

（1）内分泌紊乱：卵泡的生长和排出需要多种激素协同作用才能完成，如果内分泌紊乱，导致激素分泌失衡，卵泡的生长发育和排出都会受到影响。如多囊卵巢综合征、性激素分泌紊乱，患者常出现月经不调、卵泡生长发育异常及排卵障碍，均可导致不孕。B 超检查可见双侧卵巢出现多囊样结构病变，连续监测不见优势卵泡发育及排卵。

（2）卵巢功能下降：卵巢储备功能减退、早发性卵巢功能不全、卵巢早衰等均可导致卵巢功能下降，卵巢内卵母细胞数量减少、质量下降，窦卵泡数减少，生育能力下降。卵巢储备功能可通过月经第 2 ~ 4 天性激素的检测结果来判断。

（3）卵巢病变：卵巢囊肿、巧克力囊肿、卵巢肿瘤等会破坏正常的卵巢组织，导致卵泡生长发育及排卵障碍。少数先天性卵巢缺失、先天性卵巢发育不全等疾病也会造成卵泡不发育而致卵子缺失。

（4）全身性疾病：许多全身性疾病也可能影响卵巢功能导致排卵障碍，如胰岛素抵抗、高胰岛素血症、肾上腺内分泌功能异常、甲状腺功能异常、糖尿病、高催乳素血症、自身免疫失调、遗传因素、放射治疗、化学药物治疗等。因此，备孕前，应及时治疗全身性疾病，减小对卵泡发育及排卵的影响。

（5）不良生活方式：各种不良生活及饮食习惯同样会影响卵巢的正常功能。经常酗酒或吸烟、熬夜或生物钟紊乱、过度节食或运动减肥，均会影响卵巢的正常功能，导致卵泡发育不良及排卵障碍。

（6）精神压力过大：月经周期主要受下丘脑-垂体-卵巢轴的神经内分泌调节，下丘脑-垂体-卵巢轴的神经内分泌活动受大脑高级中枢的影响，如精神压力过大、抑郁或焦虑会通过大脑高级中枢影响下丘脑-垂体-卵巢轴功能，导致下丘脑促性腺激素释放激素、垂体促性腺激素及卵巢性激素分泌紊乱，出现月经周期紊乱、卵泡发育及卵子排出障碍，造成闭经、不孕等病症。

(7)过度减肥：卵泡膜细胞内的胆固醇先形成孕烯醇酮，再合成雄烯二酮，后转化为雌二醇和雌酮。若女性过度减肥，体内脂肪消耗过度，胆固醇含量不足，性激素合成、分泌的原始物质胆固醇缺乏，使得体内性激素水平低下，卵泡生长发育缓慢，可出现月经过少、闭经、不孕等卵巢功能下降的症状。

问题17 为什么卵泡长大了不排卵？

一般情况下，女性每个月只会有一个成熟的卵子排出，正常卵泡直径应在 18 ~ 25 mm，排出时间多在下次月经来潮前第 14 天左右，但有些人 B 超监测卵泡长大了却不排出卵子，这是为什么呢？

1. 正常排卵

卵细胞和它周围的卵冠丘结构一起从卵巢排出的过程称为排卵。排卵过程包括卵母细胞完成第一次减数分裂和卵泡壁胶原层的分解及小孔形成后卵子的排出活动。排卵前，由于成熟卵泡分泌的雌二醇在循环中达到对下丘脑起正反馈调节作用的峰值（$E_2 \geq 200$ pg/mL），促使下丘脑促性腺激素释放激素（GnRH）的大量释放，继而引起垂体释放促性腺激素，出现 LH/FSH 峰。LH 高峰是即将排卵的可靠指标，出现于卵泡破裂前 36 小时，可用排卵试纸检测晨尿中的 LH 水平，如果试纸出现强阳性，表明已出现 LH 峰值，则将在 24 ~ 48 小时内排卵，比较常见的是在 24 小时内排卵。排卵后试纸会逐渐转为弱阳性、阴性。也有排卵试纸测到强阳性，但卵泡不破，卵子无法排出的情况。

正常情况下，排卵后卵泡液流出，卵泡腔内压下降，卵泡壁塌陷，形成许多皱襞，卵泡壁的卵泡颗粒细胞和卵泡内膜细胞向内侵入，周围由结缔组织的卵泡外膜包围，共同形成黄体。卵泡颗粒细胞和卵泡内膜细胞在 LH 排卵峰的作用下进一步黄素化，分别形成颗粒黄体细胞和卵泡膜黄体细胞。

当卵泡发育未成熟或成熟后，LH 达高峰后 48 小时卵泡未破裂而颗粒细胞即发生黄素化，并分泌孕激素，致使效应器官发生一系列类似排卵周期的改变，以类似排卵表现但持续不孕为主要临床特征的，称之为卵泡未破裂黄素化综合征。

2. 影响排卵的因素

（1）下丘脑－垂体功能下降：如代谢性、生理性、心理性应激因素，因节食而导致的体重快速下降及过度运动，触发应激因子而引发性腺轴被抑制；低促性腺素性功能减退症、席汉氏综合征等，导致促性腺激素释放激素缺乏而不排卵。

（2）下丘脑－垂体功能障碍：多囊卵巢综合征、高泌乳素闭经等内分泌及代谢性疾病，使性腺激素分泌紊乱，性激素正反馈作用失调，抑制卵泡发育与成熟，不能形成排卵前雌激素高峰及 LH 峰，引起无排卵。

（3）卵巢功能减退：早发性卵巢功能不全及卵巢不敏感综合征，导致原始卵泡池过早耗竭，出现低雌激素和高促性腺激素血症状态，造成卵泡发育与成熟障碍，引起无排卵。

（4）其他相关因素：影响排卵障碍相关的个人因素有年龄、妊娠史、吸烟史、饮酒史、睡眠时间、运动时间、心理压力、家庭压力、工作压力等。其中，患者个人心理压力、年龄、吸烟史、饮酒史、睡眠时间、运动时间、家庭压力等是影响女性排卵障碍性不孕的重要因素。

（5）中医病因：中医学认为，女性的月经周期具有明显的生物钟节律，经后期为阴长阳消期，经间排卵期为重阴转阳期，经前期为阳长阴消期，行经期为重阳转阴期。肾阴是卵子成熟的物质基础，肾阳是其生长的动力。肾阴充盛，则卵子得以正常发育。卵子发育成熟并排出的原动力来自于肾阳的鼓动，肾阳之气化作内在动力鼓动成熟卵子排出。

若肾阴不足，则卵泡不能生长发育成熟；肾阳亏虚，则不能作为内在动力鼓动卵子排出。肝主疏泄是正常排卵的枢纽，肝气条达则气血顺畅，卵子正常排出。肝失疏泄则冲任不相资，气血运行不畅，影响卵子排出，因此，肝郁是排卵障碍发生的重要原因。

3. 治疗

(1)西药促排:临床最常用的是人绒毛膜促性腺激素(HCG)疗法,当1~2个卵泡直径>18~20 mm时,肌注人绒毛膜促性腺激素10000 U。在HCG注射后48小时,B超观察卵泡形态学征象是否发生塌陷或黄体形成。若仍不能排卵,可皮下注射醋酸曲普瑞林0.2 mg诱发排卵;或下周期卵泡成熟时,在排除了卵巢过度刺激综合征的情况下,HCG剂量可增加至15000 U肌注诱发排卵。

(2)中药治疗:经间期为月经周期第13~15天,此期为重阴转阳期,即肾之阴精发展到一定程度而由阴转化为阳的时期。如果此期阴精渐盛,阳气偏虚,此期的治疗宜温肾助阳为主,并酌加行气活血之品,促使由阴转阳,以利卵子顺利排出,可用附子、肉桂、黄芪、党参、仙茅、淫羊藿、覆盆子、菟丝子、当归、川芎、鸡血藤、香附、乌药等。

(3)跳绳:在排卵期可适当跳绳,以促进卵子排出。要注意掌握平衡,跳绳时重心要落在前脚掌,双膝微曲,跳起时不应过高。

(4)行为干预治疗:生活方式的调整和行为干预可改善女性生殖功能。对于肥胖型排卵障碍的患者,可通过锻炼使体重指数下降,以提高排卵率及妊娠率。远离环境中的有害化学物质,如忌食添加剂,减少汞、苯的暴露,戒烟戒酒,减少被动吸烟。

(5)心理支持治疗:运用合理情绪疗法,以帮助患者建立正确的认知,缓解压力。建立良好的医患关系,营造良好的治疗氛围,从而减少患者心理应激反应,维持心理平衡。

问题18 如何从“排卵三项”判断排卵情况?

1.“排卵三项”

在卵泡发育及排出过程中,需要各种性激素的调节才能完成,与卵泡质量及卵泡排出最相关的激素有黄体生成素、雌二醇、孕酮,通常把这三种激素统称为“排卵三项”。通过检查血液中“排卵三项”激素水平的高低,可以判断卵泡质量及卵泡排出情况，为药物促排卵及助孕提供治疗依据。

2. “排卵三项”的生理作用

（1）黄体生成素：是由腺垂体分泌的促性腺激素。其作用有三，一是在卵泡期刺激卵泡膜细胞合成雄激素，为雌激素的合成提供物质基础；二是在排卵前促使卵母细胞成熟及排卵；三是在黄体期维持黄体功能，促进孕激素及雌二醇的合成和分泌。LH 于排卵前达到高峰。排卵期血清 LH 值为 14.0 ~ 95.6 U/L（ECLIA 法），LH 可促使卵泡进一步成熟并排出。如果在排卵前，血清 LH 水平过低，说明卵泡未成熟也不能自行排卵，需要药物辅助治疗。

（2）雌二醇：是由卵巢分泌，排卵前主要来源于卵泡膜细胞和颗粒细胞。它的作用主要是促进子宫内膜腺体和间质增生、修复；促进卵泡发育；加强输卵管肌节律性收缩的振幅，以帮助输卵管伞端摄取卵子并输送卵子向宫腔方向运动。卵泡开始发育时雌激素分泌量很少，于排卵前达到第一个高峰。排卵期血清 E_2 值为 348.7 ~ 1589.1 pmol/L（CLIA 法）。如果在排卵前，血清 E_2 值水平过低，说明卵泡未成熟，需要药物辅助治疗。

（3）孕酮：主要由排卵后形成的黄体细胞分泌。孕酮可使增殖期子宫内膜转化为分泌期内膜，为受精卵着床做准备；可促进乳腺腺泡发育，为产后哺乳做准备；还可兴奋下丘脑体温调节中枢，使基础体温在排卵后升高 0.3 ~ 0.5 ℃。排卵期血清 P 值为 2.54 ~ 9.54 nmol/L（ECLIA 法）。如果在排卵前，血清 P 值过低，说明无排卵或排卵但黄体发育不良，需要药物辅助治疗。

3. 治疗方法

（1）排卵期药物辅助治疗：在“排卵三项”中，如果排卵期 LH 值偏低，可以肌肉注射 HCG，并联合中药补气助阳活血以促排卵，还可辅以跳绳等其他活动促进排卵；如果 E_2 偏低，可以通过服用补佳乐等雌激素类药物进行补充，中药以补肾滋阴益气促排卵、提高体内雌激素，常用的中成药为左归丸；如果 P 值较低，可以通过口服地屈孕酮片等孕激素类药物升高 P 值，中医通过补肾助阳法也可以达到补孕激素之效，常用的药物为右归丸。

(2)按月经周期分期治疗:①如果“排卵三项”激素过低,在排卵期经药物辅助治疗仍无排卵者,就要按月经周期分期治疗。在月经周期第5天开始给予促排卵药物治疗,常用的药物有氯米芬、来曲唑等,以促进卵泡发育,待卵泡≥18 mm时,肌肉注射HCG,排卵则多发生在注射HCG后24~36小时。排卵后根据E_2、P值给予雌激素和孕激素补充治疗。②中医可通过补肾调周法来促进卵泡发育和排出,即经后期补肾滋阴促进卵泡发育;排卵期以温肾助阳为主,并加用活血行气之品,促使卵泡排出;经前期温补肾阳,达到肾中阴阳平衡,促使受精卵着床。

问题19 为什么卵子排出了还没怀孕?

临床上会见到个别女性,排卵试纸测出强阳性,B超监测到成熟卵子并已成功排卵,而且也如期同房,但是等待14天后还没有怀孕,这是为什么呢?我们先来看看正常怀孕是如何发生的,再分析影响怀孕的原因。

1. 正常怀孕过程

受精卵形成并着床是胚胎早期发育的两个重要过程,任何干扰该过程的因素均可导致不孕或早期流产。

正常发育成熟的卵子和正常发育成熟并已获能的精子相遇是受精的必要条件。卵巢排出的卵子进入输卵管,停留在输卵管等待精子,受精多数在排卵后数小时内发生,一般不超过24小时。

精子进入女性生殖道,经子宫腔进入输卵管腔,在此过程中精子获能,需7小时左右。获能的精子与卵子在输卵管壶腹部相遇,精子头部释放出顶体酶,溶解卵子外围的放射冠和透明带,发生顶体反应。只有发生顶体反应的精子才能与次级卵母细胞融合。

精子穿过透明带,附着于卵细胞膜表面时为受精的开始。卵细胞进行第二次减数分裂形成卵原核,卵原核与精原核融合,核膜消失,染色体相互混合,形成受精卵。

受精30小时后,受精卵借助输卵管蠕动和输卵管上皮纤毛推动向宫腔

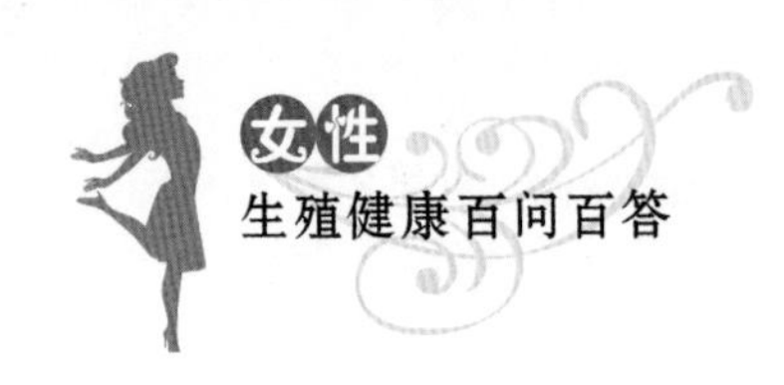

方向移动，同时开始有丝分裂。受精后50小时为8细胞阶段，受精后72小时为16个细胞的桑椹胚，受精第4日早期囊胚进入宫腔。在受精6～7日后，胚胎植入子宫内膜，此过程称为着床。囊胚完全埋入子宫内膜中且被内膜覆盖为着床成功。

2. 卵子排出了仍不能怀孕的原因

(1)卵子不健康：女性卵子成熟度不够或排出的卵子超过了最佳存活期，卵子活力较弱，不能完成与精子的结合；或有抗精子抗体等免疫因素，干扰精子与卵子的结合，卵子与精子无法正常结合，从而造成女性有排卵而不能怀孕。

(2)精子不健康：先天或后天原因导致男子精液异常，少精、弱精、无精、精子发育停滞、畸形精子、单纯性精浆异常等，以及男性性功能障碍，造成精子无法与卵子正常结合，从而导致女性有排卵而不能怀孕。

(3)“道路”不通畅：主要有输卵管异常和生殖器官发育畸形。

①输卵管异常：输卵管病变造成输卵管梗阻、积水、周围粘连，或输卵管过长、畸形等导致输卵管功能受损，都会阻碍精子的正常运行，影响精子与卵子的正常结合，造成女性虽有排卵而不能怀孕。

②生殖器官发育畸形：如子宫发育不良、阴道横隔、纵隔子宫、双角子宫等生殖器官先天性发育异常或后天性生殖器官病变(如宫腔粘连)等，造成生殖道不通畅，精子无法与卵子正常结合，也可导致女性有排卵而不能怀孕。

(4)子宫内膜容受性差：子宫内膜过薄或有病变都会妨碍受精卵着床。多囊卵巢综合征、高催乳素血症、垂体病变、肾上腺功能紊乱、甲状腺功能异常、糖尿病、重度营养不良等疾病，可导致内分泌功能不足或紊乱，引起雌、孕激素水平异常，影响子宫内膜的容受性而导致不孕。

问题20 女性在什么年龄段怀孕最佳？

随着女性学历和能力的不断提高，女性为社会做出了巨大贡献。但她们有的人会因学习或工作延后了怀孕生子计划，错过了最佳生育年龄，待到计划备孕时，却发现已难怀孕。那么女性最佳生育年龄是什么时候呢？

1. 女性、男性的最佳生育年龄

(1)女性最佳生育年龄：《黄帝内经·素问·上古天真论》里有一段非常经典的描述，“女子七岁，肾气盛，齿更发长。二七而天癸至，任脉通，太冲脉盛，月事以时下，故有子。三七，肾气平均，故真牙生而长极。四七，筋骨坚，发长极，身体盛壮。五七，阳明脉衰，面始焦，发始堕。六七，三阳脉衰于上，面皆焦，发始白。七七，任脉虚，太冲脉衰少，天癸竭，地道不通，故形坏而无子也。”这说明女子“三七”即21岁时，肾中元气达到充足的状态；“四七”即28岁时，筋骨强壮，身体盛壮；“五七”即35岁时，阳明脉开始衰减，气血开始弱矣。所以，到了35岁，女性生殖功能开始下降。根据《黄帝内经》生殖理论，女子的最佳生育年龄应为21～35岁。

女性在此时期，全身发育完全成熟，卵巢功能旺盛，子宫内膜条件好，卵子质量高，内分泌旺盛，激素水平稳定，生理及心理已经完全成熟。怀孕后并发症发生概率小，分娩危险系数低，胎儿生长发育好，早产、畸形儿和痴呆儿的发生率低。而且，处于此年龄段的夫妻，生活经验较为丰富，精力充沛，有能力抚育好孩子。

(2)男性最佳生育年龄：《黄帝内经·素问·上古天真论》描述，“丈夫八岁，肾气实，发长齿更。二八，肾气盛，天癸至，精气溢泻，阴阳和，故能有子。三八，肾气平均，筋骨劲强，故真牙生而长极。四八，筋骨隆盛，肌肉满壮。五八，肾气衰，发堕齿槁。六八，阳气衰竭于上，面焦，发鬓颁白。七八，肝气衰，筋不能动。八八，天癸竭，精少，肾脏衰，形体皆极，则齿发去。”说明男子“三八”即24岁时，肾气充足，筋骨劲强，生殖功能旺盛；到了“五八”即40岁时，肾气渐衰，生育能力也将有所下降。参考《黄帝内经》生殖理论，男子的最佳生育年龄应为24～40岁。此时期男性生殖功能完全发育成熟，精力充沛，身体健壮，精子质量高。

因此，女子的最佳生育年龄应为21～35岁，男子的最佳生育年龄应为24～40岁。从中医学角度讲，这个年龄段父母双方肾气充足，身体盛壮，此时生育，孩子自然先天充足，更加健康。

2．高龄孕妇面临的风险

高龄孕妇是指妊娠年龄大于35岁的女性。随着妊娠年龄的增长，卵巢功能与受精卵质量下降，一些遗传疾病、神经系统发育异常和胎儿智力发育障碍的发生率也随之升高；机体各项功能处于下滑趋势，在孕期、分娩时出现妊娠高血压综合征、妊娠期糖尿病等妊娠合并症和并发症的风险增高，容易出现自然流产、胎儿宫内发育迟缓、早产、死胎、胎儿畸形等异常情况。此阶段内科合并症如慢性高血压、糖尿病和甲状腺疾病的发病率也会升高，全身状况不利于妊娠的维持。随着年龄的增加，源于男性的染色体疾病也有增加。男性随着年龄增长，精子质量会下降，也不利于生育。从中医学观点出发，父母年龄过大，肾气亏虚，子代可能先天肾气不足，体弱多病，不利于孩子健康成长。

当然，男、女生育年龄也不宜过小，因其生理功能或者性腺功能尚未完善，卵巢功能尚未成熟，也可能因为骨盆发育不完全而导致难产。父母自身尚未完全发育成熟，对孩子的发育会有不良的影响；另外，从培育儿童的角度讲，父母社会经历的薄弱也会直接影响到儿童的智力教育。

问题21 什么时间同房最容易怀孕？

1．排卵期同房最容易怀孕

女性的月经周期一般为28天左右，但每个月排卵只有1次，所以，不是每天同房都能怀孕的，只有在卵子排出前后24小时同房才会怀孕，那么如何知道自己的排卵期呢？

排卵是卵细胞与它周围的透明带、放射冠及小部分卵丘内颗粒细胞一起从卵巢排出的过程，多发生在下次月经来潮前的第14日左右。卵子可由两侧卵巢轮流排出，也可由一侧卵巢连续排出。卵子排出后在输卵管内可生存1～2天以待受精，男性精子在进入女性生殖道后可维持2～3天的受精能力。卵子和精子的活力在排出后随着时间的延长而下降，逐渐老化，不易受精。所以，在卵子排出前后24小时内同房最容易怀孕。

2. 基础体温从低到高交替日前后1天内同房最容易怀孕

月经周期规律的女性，体温多呈双相型，即排卵之前的基础体温较低，约在36.4～36.6 ℃，排卵时体温会稍稍下降，排卵后体温会上升0.3～0.5 ℃，一直持续至月经来潮才再次下降至排卵之前的体温水平。如高温相＞21天，提示早孕。单相型基础体温始终处于较低水平，则提示无排卵。测量体温最好是在每天早晨的同一时间段，保持6～8小时的充足睡眠后，不要进行任何活动，醒后立即将温度计放置舌下测量，将数值记录在表格上，观察体温曲线变化情况。排卵一般在体温下降日和体温上升日之间。因此，在基础体温从低到高交替日前后1天内同房最容易怀孕。

3. 排卵试纸强阳性日前后1天内同房最容易怀孕

黄体生成素高峰是即将排卵的可靠指标，出现于卵泡破裂前的36小时左右。排卵试纸通过检测人尿液（一般为晨尿）中的LH，来确定排卵时间，选择受孕最佳时机。一般从月经来潮后的第11天开始检测，连测6天，观察和记录检测线色度的变化。检测线不显色，表示无排卵；检测线比对照线色浅，为弱阳性，表示尿液中尚未出现LH峰值，需持续每天测试；检测线颜色比对照线深或与对照线相近，为强阳性，表示已出现LH峰值。阳性期1～2天，提示将在未来1～2天内排卵，建议每日同房。排卵后试纸会从强阳性转为弱阳性直至阴性。若一条色带都没有，可能是测试方法有问题，需要重新检测。

4. B超监测卵泡，并在排卵日前后1天内同房最容易怀孕

通过B超可以监测卵泡的大小、数目、成熟度、有无排出等。成熟卵泡直径可达18～23 mm。通常在月经周期的第8天或第9天开始监测卵泡，卵泡直径＜10 mm，隔3天监测1次；卵泡直径＞12 mm，隔2天监测1次；卵泡直径＞15 mm，隔1天监测1次；卵泡直径达到17 mm时，每天监测1次；卵泡直径达到20～23 mm时，1天监测两次，直到排卵为止。B超监测到卵泡成熟后，需在排卵日前后1天内同房最容易怀孕。

5．宫颈黏液呈蛋清、拉丝状日同房最容易怀孕

当卵泡成熟将要排卵时，雌激素的分泌达到高峰，宫颈黏液增多，性状变稀薄，富有弹性，易成拉丝状，目的是为了让精子更容易通过。

另外，卵子排出时会撕破卵泡壁，部分身体敏感的女性会感觉到轻微的下腹疼痛，即排卵痛，多在排卵前2～3小时出现，也可帮助监测排卵。排卵期适当运动（如跳绳等），可促使卵子排出，同房之后要注意休息，以利于受精卵的着床。

问题22 男性也需要备孕吗？

要想拥有一个健康、聪明的宝宝，女性固然很重要，但是男性对于胚胎的质量也起着至关重要的作用。健康的精子是受孕的前提，若精子不健康，即使与卵子结合，女性也无法正常怀孕。

精子在睾丸中大约需要10周的时间达到成熟，所以男性备孕应提前3个月做准备。精子生性娇嫩，容易受到各种伤害。造成精子质量出现问题的原因有多种，如感染、精液液化异常、免疫因素、抗精子抗体、内分泌因素、遗传疾病、染色体异常等。有些药物对精子的影响也是比较大的，如激素类药物、抗生素等，如果需要长期服用，又准备备孕时，男方需及时咨询医生药物对生育是否有影响。因此，女方在备孕时，男方也应同时进入备孕状态。男方备孕需注意以下事项。

1．戒烟

精子对香烟中的毒素相当敏感，香烟中的尼古丁能降低性激素分泌、杀伤精子。若成年男子每天吸30支烟，精子的存活率仅为40%，活动度明显下降，同时精子的畸形率高达20%以上。

2．戒酒

长期大量饮酒，酒精会使70%的精子发育不良或失去活力。经常饮酒会降低男性血中的睾酮，减少雄激素分泌，轻者会使男性性欲降低，严重时

还会导致阳痿，当然也会使精子发生畸形。

3. 保证充足的营养

合理的饮食对男性备孕非常重要。平时尽量不要吃快餐，对于烧烤、腌制的食物也要少吃；要保证充足的优质蛋白质，因为蛋白质是细胞的重要组成部分，也是生成精子的重要原材料，有利于协调男性内分泌功能，以及提高精子的数量和质量。合理补充矿物质和微量元素，最常见的是锌、硒等元素，它们参与了男性睾酮的合成和运载活动，同时帮助提高了精子的活动能力以及受精等生殖生理活动。如果男子缺锌，就会使性欲及性功能减退，还可使精子数目下降30%～40%，甚至丧失生育能力。保持适量脂肪，因为性激素主要是由脂肪中的胆固醇转化而来，胆固醇是合成性激素的重要原料。同时，脂肪中还含有精子生成所需的必需脂肪酸。

4. 养成良好的生活习惯

男性在备孕的过程中，应尽量避免损害精液质量的行为，保持良好的心态，以积极、科学的方法和健康的生活行为去面对各种问题。要保证适量运动，达到强筋健骨的目的。一方面，通过运动可以增强体魄，提高男性性功能；另一方面，运动有利于精子质量的提高，使精子更有活力。但需注意，运动要适量。切忌久坐，久坐会导致精索静脉内血液滞留，使睾丸局部温度升高、代谢废物不能及时排出、睾丸得不到充足的营养；同时，久坐会使精索内静脉血液逆流，将肾上腺和肾脏分泌的代谢产物带到睾丸，抑制精子生成，影响精子的质量和数量。

问题23 怀孕需要具备哪些条件？

受孕是一个神圣而又奇妙的过程，已婚健康夫妇未避孕同居1年以上有80%的成功受孕率，这说明受孕并不是很难。那么，怀孕到底需要具备哪些条件呢？

1. 女方应具备的条件

(1)具有成熟且可以排出的卵子：一个优质的卵子是受孕的前提。通

常月经规律的女性，每个月经周期都会有至少 1 个成熟的卵子排出，这样才有机会受孕。如果患有多囊卵巢综合征、卵巢功能减退或卵巢早衰等疾病，使得卵泡生长受到抑制无法成熟和排卵，不能与精子结合，就会影响怀孕。备孕者可以通过 B 超监测卵泡发育及排卵情况。

(2)具备通畅且活动正常的输卵管：一条通畅的输卵管是受孕的基础。输卵管是精子和卵子相遇的"鹊桥"，也是运送受精卵的"道路"。如果患有输卵管炎、输卵管积水等输卵管疾病导致"管道"受阻，就会影响精卵"约会"而妨碍受孕。备孕者可以在月经干净后 3 ~ 7 天做输卵管通畅相关检查来检验是否通畅。

(3)具备适合受精卵着床的子宫内膜：卵子在输卵管壶腹部与精子结合形成受精卵后，一边发育一边经输卵管向宫腔方向移动，6 ~ 8 天后"埋藏"在营养丰富的子宫内膜里，然后继续生长发育。如果子宫内膜过薄或有息肉等病变，就会使受精卵着床困难，或者着床后也不会稳固"扎根"。人工流产等宫腔操作手术次数过多会损伤子宫内膜或术后出现宫腔粘连，致使受精卵无法在子宫内膜着床。妇科 B 超可以帮助大家对子宫内膜情况有一定的了解。

(4)体内可分泌足量的雌激素和孕酮：以支持子宫内膜具有容受性。

2. 男方应具备的条件

男性的精子和女性的卵子是怀孕必备的"种子"。正常成年男子一次射出的精液量为 2 ~ 6 mL，可存活 2 ~ 3 天，每毫升精液中的精子数在 6000 万以上，有活力的精子在 50% 以上，畸形精子 <50%。如果精子质量不好，即使女性有成熟的卵子、通畅的输卵管和合适的子宫内膜，也不易受孕。想要知道男性精子质量如何，可通过精液检查来判断。另外，男性的输精管必须通畅，精子才能排出。男子精子能够从女性阴道进入输卵管腔并完成获能，也是其条件之一。

3. 适时同房

排卵日的前 3 天至排卵后 1 天都是同房的黄金时机。卵子从卵巢排出后，在女性体内存活 24 ~ 48 小时，卵子最佳存活时间是 24 小时。精子进入女性生殖道可存活 2～3 天。因此，同房的最佳时间是排卵前后 24 小时之内。发育正常的卵子和正常获能的精子在两者最佳存活状态相遇是受精的必要条件。

4. 中医对怀孕条件的认识

中医对怀孕机理早有论述，即阴阳完实、阴阳合、种子胞宫。

（1）阴阳完实：指男女双方在性成熟年龄（一般指女子 21～35 岁，男子 24～40 岁），生殖功能发育成熟达到鼎盛阶段，身体健康（即男精壮，女经调）。如清代《女科正宗》中记载，“男精壮而女经调，有子之道也。”清代《妇科心法要诀》记载，“男子十六而精通，必待三十而娶，女子十四而天癸至，必待二十而嫁者，皆欲阴阳完实。然后交而孕，孕而育，育而其子必坚壮长寿也。”

（2）阴阳合：男属阳，女属阴，男女适时交合，方可阴阳气血顺畅，为受孕创造条件。如《黄帝内经 · 素问 · 上古天真论》云，“肾气盛，天癸至，精气溢泻，阴阳和，故能有子。”

（3）种子胞宫：精子是男性的种子，卵子是女性的种子，种子生机旺盛，就容易受孕。胞宫是精子和卵子“两精相合”种植生长的土壤，土壤要温暖、肥沃，不能寒冷、贫瘠。“宫寒”“子宫干涩”或“脂膜壅塞子宫”等，均会妨碍“种子胞宫”。

可见，中医、西医对于怀孕所需条件的阐述不谋而合，都讲究“天时、地利、人和”，三者缺一不可。“天时”意味着正确的时间，也就是女性排卵前后同房可以增加受孕的概率；“地利”代表良好的条件，比如健康的精、卵，畅通的输卵管、输精管以及丰厚松软的子宫内膜；“人和”即人合，就是夫妻双方在合适的时机同房，这样就可以受孕啦！

问题 24 子宫内膜的厚度会影响怀孕吗？

子宫内膜就如同胚胎种植的“土壤”，一定厚度的子宫内膜是胚胎种植的必备条件，过厚或过薄均会导致胚胎种植失败，致使妊娠率下降。

1. 正常子宫内膜厚度的周期性

每个月经周期子宫内膜都在不断发生着周期性变化，从增殖期到分泌期，从分泌期到月经期，再由月经期到增殖期，周而复始，月月不变。不同时期子宫内膜的厚度不一样。增殖期是月经周期的第5～14天，此时是内膜生长的时期，内膜厚度会增长到3～5 mm。分泌期是月经周期的第15～28天，内膜厚度会增长到8～10 mm，约在月经周期的第24～28天，内膜厚度可达到10 mm。月经期是月经周期的第1～4天，子宫内膜脱落出血形成月经。临床上多依靠B超监测子宫内膜厚度，当受精卵着床时，子宫内膜处于分泌期，一般认为内膜厚度达到10 mm左右，其种植率和妊娠率较高。

2. 子宫内膜厚度与妊娠的关系

（1）子宫内膜过薄：体内性激素不足，尤其是雌激素不足，影响子宫内膜的生长发育；或宫腔操作（包括人工流产、取环、诊断性刮宫等）可导致内膜损伤。大量的研究发现，黄体中期（排卵后6～10天）子宫内膜厚度<7 mm，提示子宫内膜过薄，妨碍胚胎种植，妊娠率会明显降低，即便能够妊娠，流产率也会明显增加。中医学认为，阴血不足，血海空虚，或金刃损伤胞络，瘀血阻滞，均会使胞宫不能纳精成孕。西医治疗以补充雌、孕激素为主；中医治疗以补肾填精、养血活血为主，调节气血，促使子宫内膜生长至正常厚度，可提高妊娠率。

（2）子宫内膜过厚：一般认为，子宫内膜厚度>14 mm，则提示子宫内膜过厚。子宫内膜过厚多与雌激素水平过高有关，常伴发子宫内膜息肉、子宫肌瘤。妊娠虽需要丰厚的子宫内膜，但若子宫内膜厚度超过14 mm，致密不松软，也会导致种植失败。即使试管婴儿也需要松软的内膜，增生过度的内膜亦不达标。治疗上西医首先治疗原发病，选择孕激素药物治疗或刮宫治疗；中医多用疏肝理气、活血化瘀的方法，以改善子宫内膜的厚度。

一般认为，10 mm左右的子宫内膜是备孕女性最适宜的内膜厚度。子宫内膜在月经周期的不同时期厚度是不同的，那什么时候检查子宫内膜合适呢？一般在月经来潮前1～2天进行妇科超声检查，如果此时子宫内膜的厚度<7 mm，即为子宫内膜过薄；厚度>14 mm为子宫内膜过厚。子宫内膜厚度和月经量也有密切关系，过薄可能引起月经过少、月经后期或闭经等；过厚可能导致月经后期、月经过多、经期延长、崩漏、子宫内膜息肉、子宫肌瘤等。因此，子宫内膜过薄或过厚都必须给予及时治疗。

问题25 如何测量基础体温？

1. 什么是基础体温

人体处在清醒而又非常安静，不受肌肉活动、精神紧张、食物及环境温度等因素影响时的状态叫作基础状态。基础状态下的体温，就叫作基础体温。通常是指舌下体温。

2. 基础体温和月经的关系

女性的基础体温并非是一成不变的，它会随着月经周期的改变而发生变化。通过基础体温的变化，我们可以了解排卵与月经。女性正常月经周期的基础体温，后半周期与前半周期相比，通常升高0.3～0.5 ℃，后半周期都会处在较高的水平，持续14天。这是因为卵巢排卵后产生的黄体会分泌孕激素，孕激素可兴奋下丘脑体温调节中枢，使体温轻微上升。当基础体温下降时，月经就要“来访”了。

3. 基础体温的监测

（1）用品准备：准备一支水银温度计，睡前将水银柱甩到35 ℃以下，放置在枕边。

（2）监测方法：睡眠6～8小时以上，早晨醒来后即把体温计放入舌下至少5分钟，通常于清晨5～7点进行（每日固定测量时间更佳），测温前严禁起床、大小便、吸烟、进食、谈话等，取出体温计观察温度，并在体温单表格内相应位置画圆点“•”标记。将各小圆点连接起来，即成为基础体温曲线。应注意的是，由于腋下温度不稳定，应避免使用。

（3）记录方法及注意事项：目前网络上有很多基础体温记录单，可下载打印；很多手机APP也推出了基础体温记录表，应用起来很方便。从月经周期第一天开始测量，直到下个月经周期第一天，中间不间断，连续测量3个周

期。①月经来潮用“▲”标记。②同房日用“◆”标记。③在接近排卵时，要特别留意阴道分泌物情况。④如有发热、饮酒、晚睡、晚起等影响体温的情况，亦应特别标注说明。⑤周期中如有短暂的下腹部隐痛、阴道出血等其他情况，均应标注说明。⑥检查、治疗、服药开始及停止日期，也应标注说明。

问题26 基础体温与排卵的关系你知道吗？

1. 基础体温与排卵的关系

正常基础体温为双相，即卵泡期为低温相，排卵日最低，排卵后的黄体期体温升高0.3～0.5 ℃，为高温相，平均持续14天。这种排卵前低、排卵后高的体温曲线称为双相型，一般提示卵巢有排卵。排卵多发生在体温上升前1～2天或由低温相向高温相上升的过程中，所以通过测量基础体温可评估排卵期。若显示单相体温，提示卵巢没有排卵。若高温持续时间短或升高过慢，提示黄体功能不全，反映卵泡发育不良及排卵功能障碍，需及时就诊。

2. 基础体温曲线图的解读

（1）正常基础体温曲线图：图2－2为双相型基础体温曲线，月经周期第13天前基础体温处于低温相，第14天体温开始上升，第28天体温开始下降。高温相持续14天，提示有排卵，排卵日为月经周期第13天，卵巢黄体功能良好，在月经周期第13天及前后24小时同房容易怀孕。

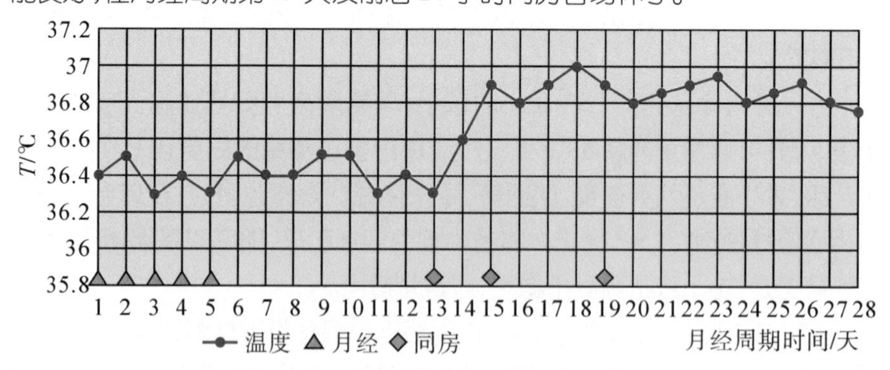

图2－2 正常基础体温曲线图

(2)可能受孕的基础体温曲线图:图2-3高温相已超过14天,月经36天未来潮,而且高温相平稳持续22天,提示月经周期第13天有排卵,排卵后卵巢黄体功能正常,有可能已怀孕。

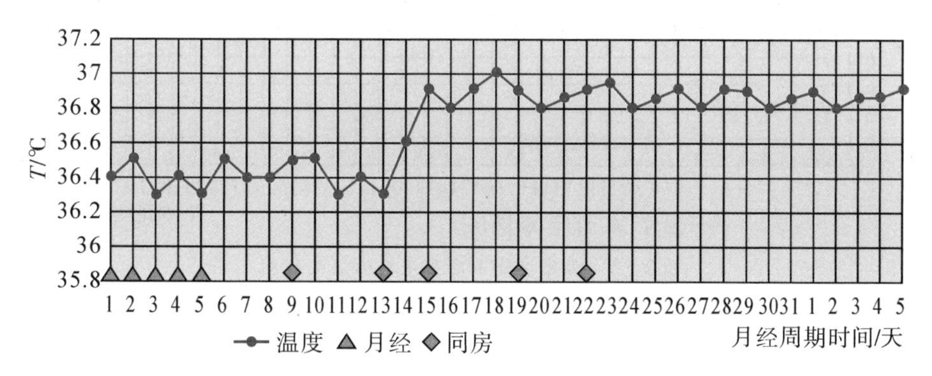

图2-3 可能受孕的基础体温曲线图

(3)单相基础体温曲线图:图2-4呈单相基础体温曲线,低温相持续31天未升高,第32天月经来潮,提示无排卵。此周期为无排卵的月经周期,因没有卵子排出而不能怀孕。

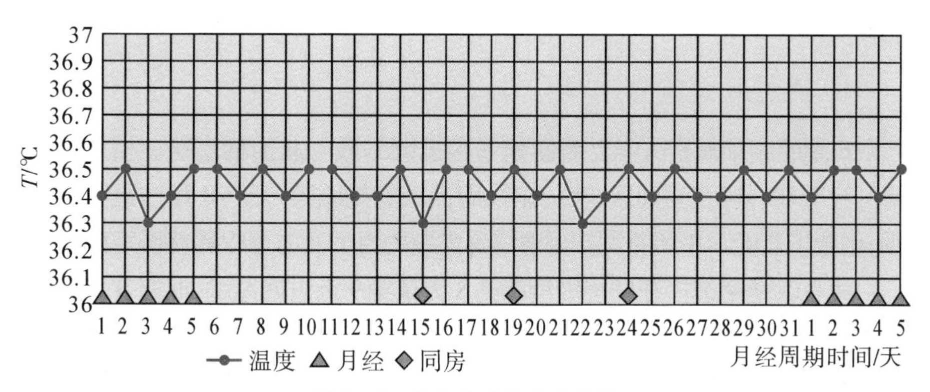

图2-4 单相基础体温曲线图

(4)黄体功能不良型基础体温曲线图:图2-5虽在月经周期第15天有基础体温上升,但上升10天后又缓慢下降,为黄体功能不良型基础体温曲线,提示有排卵,但黄体功能不良,不易怀孕。

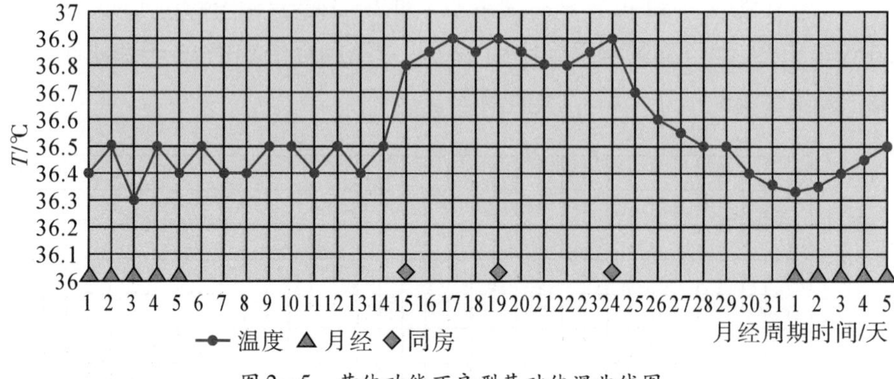

图2-5　黄体功能不良型基础体温曲线图

问题27　用哪些方法可以推测排卵日？

卵泡发育成熟和排出卵子是女性怀孕的必备条件，准确推算排卵日可以提高受孕率。那么，女性想要知道卵泡成熟和排卵时间，就要通过密切监测卵泡生长发育及排卵的相关表现来判断。推测排卵的常用方法有以下四种。

1．通过B超监测排卵

B超监测排卵是医学上判断是否有排卵的最为准确的方法。相对于计算月经周期、判断白带拉丝状况以及用试纸测排卵等方法，B超检查更加直观，也更加准确。B超监测排卵通常是需要检查多次才可以最终确定的。

第一次通常选择在月经周期的第8天或第9天开始监测，根据B超观察卵泡生长情况，然后决定后续的B超复查时间。一般将卵泡直径>10 mm时，称为优势卵泡。正常情况下，优势卵泡的生长速度先慢后快，开始时大约1~2 mm/d，近排卵前的卵泡生长速度可达2~3 mm/d。月经周期第8~9天，卵泡直径约10~12 mm；第10~11天生长到12~15 mm；第11~13天生长到18 mm左右；第13~15天发育为成熟卵泡，直径约18~23 mm。根据卵泡发育的速度可以最终确定排卵日。

2. 通过排卵试纸推测排卵日

排卵试纸是通过检测黄体生成素的峰值水平来预测是否会排卵的。LH峰值是即将排卵的可靠指标，出现于卵泡破裂前36小时左右。尿液中的黄体生成素出现高峰值，用排卵试纸检查，结果就会显示为阳性。对于月经周期为28天的女性，可以从月经的第11天开始，每天早晨留取尿液进行检查，留尿前的两小时避免大量饮水，以免造成尿液稀释，影响检查结果。

如果排卵试纸上出现两条颜色相近的色带，即为阳性，意味着将在36小时内排卵，通常强阳性出现后多在24～48小时内排卵。排卵一般是在发生强阳转弱阳的时候，也就是使用排卵试纸测试到强阳后，如果又测到弱阳，第二天再次使用试纸如果一直测试显示阴性，说明排卵已经发生了。在排卵试纸测到强阳转弱阳期间安排同房，受孕的概率会非常高。

如果试纸出现一条色带，表示还没有到排卵期，要继续检测。但如果试纸上一条色带都没有，很有可能是检测方法不对或者是试剂失效，应该用新的试纸重新检测。出现阳性后需要继续检测，排卵期可能出现1～2日的阳性。在阳性期应该每日同房，以增加受孕率。

3. 通过宫颈黏液判断排卵日

宫颈黏液来自于宫颈黏膜腺细胞的分泌，其状态受卵巢激素的影响。月经来潮后，体内雌激素水平降低，此时宫颈分泌的黏液量很少。随着雌激素水平的升高，黏液分泌量不断增加。接近排卵期，宫颈分泌的黏液变得非常稀薄、透明，拉丝度可达10 cm以上，易于精子通过，还能延长精子的存活时间。卵巢排卵后，黄体形成并产生孕激素，从而抑制宫颈分泌黏液，所以排卵后，宫颈黏液逐渐变得黏稠，量逐渐减少，延展性降低，拉丝仅达1～2 cm。因此，通过宫颈黏液可判断排卵日。

（1）观察白带的拉丝度：白带开始拉丝说明女性处于排卵期，拉丝越长，越接近排卵日，排卵期白带拉丝最长可达15 cm。

（2）观察白带的质地：排卵前白带黏液量多，不易拉断，清亮透明富有弹性，呈蛋清状。接近排卵日，白带最清澈、有弹性。

（3）结合基础体温：若基础体温上升0.3～0.5 ℃，白带变得黏稠、量逐渐减少，说明已经排卵。

(4) 显微镜检查：将宫颈黏液涂片干燥后置于显微镜下检查，可见羊齿植物叶状结晶。这种结晶在月经周期的第6～7天即可出现，到排卵期结晶形状更清晰而典型。越接近排卵日，结晶图像越大越清晰。排卵后涂片检查可发现结晶逐渐模糊，至月经周期第22日左右完全消失，而代之以排列成行的椭圆体。

4. 通过月经周期计算排卵日

月经周期的长短取决于卵泡期卵泡的生长速度，一般优势卵泡从发育到成熟需要14天左右，排卵后形成黄体，如果没有怀孕，黄体会逐渐退化。故月经周期规律的女性，排卵日多在下次月经来潮前第14天。

问题28 备孕期叶酸和维生素E如何补充？

随着人们生活水平的提高，优生优育的孕育理念已经深入人心，很多人都知道备孕和孕期要吃叶酸和维生素E。那为什么要吃叶酸和维生素E呢？要吃多长时间、多少量呢？

1. 关于叶酸的补充方法

(1) 叶酸：是一种水溶性B族维生素。它在人体无法自身合成，只能靠外源性摄入。叶酸对细胞的分裂生长和核酸、氨基酸、蛋白质的合成起着重要作用，也是胎儿生长发育不可缺少的营养素。

(2) 日常饮食中富含叶酸的食物：天然叶酸多存在于新鲜绿叶蔬菜、水果及谷物中。富含叶酸的蔬菜有菠菜、韭菜、青菜、油菜、花椰菜、西蓝花等。富含叶酸的水果有柑橘、猕猴桃、橙子、草莓、樱桃、杨梅、石榴、葡萄、香蕉、柠檬、梨、苹果等。富含叶酸的谷物有大麦、米糠、小麦胚芽、糙米等。动物肝脏中也含有大量的叶酸。天然叶酸的生物利用率低，只有人工合成的60%左右。药物中的叶酸多为人工合成。

(3) 缺乏叶酸的危害：人类胚胎的神经管在受孕后第21天(相当于末次月经第35天)开始闭合，至第28天(相当于末次月经第42天)完成闭合。

如果在此期间母亲体内叶酸水平不足，胎儿神经管闭合就可能会出现障碍，从而导致神经管缺陷。神经管缺陷又称神经管畸形，主要临床类型包括无脑儿、脊柱裂和脑膨出，患儿多数不能存活。

(4)补充叶酸的方式：为了预防神经管缺陷，中国妇幼保健协会制定了《围受孕期增补叶酸预防神经管缺陷指南(2017)》，对叶酸的补充方式及安全性提出了相应建议。对无高危因素女性，建议从可能怀孕或孕前至少3个月开始，每日增补0.4 mg或0.8 mg叶酸，直至妊娠满3个月。目前市面上出售的叶酸有保健品叶酸和药品叶酸。药品叶酸可减少神经管缺陷患儿出生，减轻家庭和社会的医疗负担。

2. 关于维生素E的补充方法

(1)维生素E：是一类脂溶性维生素，又称生育酚，是主要的抗氧化剂之一。它溶于脂肪和乙醇等有机溶剂中，不溶于水，对热、酸稳定，对碱不稳定，对氧敏感，对热不敏感，油炸时维生素E的活性明显降低。维生素E能促进性激素分泌，改善精子质量，使男子精子活力和数量增加，使女子雌激素浓度增高，促进子宫内膜正常生长，提高生育能力，预防流产。

维生素E与叶酸同服可有效预防胎儿神经管发育畸形，但不可长期大量服用，可每日口服100 mg，孕早期服用有一定的保胎作用，孕中期后可不再服用。

(2)日常饮食中富含维生素E的食物：富含维生素E的食物有蔬菜、水果、瘦肉、乳类、蛋类、植物油、柑橘皮、谷类、豆类及坚果类，如猕猴桃、橘子、草莓、菜花、菠菜、卷心菜、红薯、山药、大豆、鸡蛋、杏仁、榛子、胡桃等，但最好的来源是植物油的摄取，油类植物包括向日葵籽、芝麻、玉米、橄榄、花生等。

(3)缺乏维生素E的危害：80%的自然流产为胚胎发育异常，而胚胎发育异常多见于全身性疾病、维生素类缺乏等，缺乏维生素E会增加先兆流产、习惯性流产的发生率。男性缺乏维生素E，会出现睾丸萎缩，影响精子的生成，而补充维生素E能促进精子的发育，使精子更活跃，增加同房受孕的概率，故男性也需要补充一定量的维生素E。

(4)补充维生素E的方式：由于女性备孕期能够摄入正常量的维生素E，

通常不需要专门的补充;孕后对维生素 E 的需求增加,可每天服用维生素 E 100 mg,服用 1 ~3 个月。

问题 29 有关输卵管通畅的检查有哪些?

正常情况下,想要怀孕,需要具备四个基本条件:男方精液正常,女方有正常的排卵,子宫条件良好和输卵管通畅。输卵管是精卵结合及受精卵能够到达子宫的重要通道,如果在这里出现障碍,就会导致不孕。

输卵管为一对细长而弯曲的肌性管道,位于阔韧带上缘内,内侧与宫角相连通,外端游离呈伞状,与卵巢相近,全长 8 ~ 14 cm。输卵管堵塞是不孕症的常见原因。输卵管通畅检查是诊断输卵管是否通畅、了解宫腔和输卵管形态及输卵管阻塞部位与发育情况的主要手段,因此被广泛应用于临床。那么输卵管通畅检查有哪些呢?

1. 输卵管通液术

输卵管通液术是检查输卵管是否通畅的方法之一,且具有一定的治疗效果。检查者通过通液装置向子宫腔内注入无菌生理盐水。生理盐水从子宫腔流入输卵管,最后到达盆腔。子宫腔仅有 5 mL 的容积,根据注液阻力大小、有无回流及注入液体量和患者感觉等判断输卵管是否通畅。若输卵管通畅,则生理盐水注入顺利,无阻力,无反流;若通而不畅,生理盐水可大部分注入,稍有阻力,少许反流;若不通畅,则输注过程阻力大,无法注入,或大部分反流。输卵管通液术简单便捷,无创伤,无须特殊设备,是临床上常用的输卵管通畅试验之一。

2. 子宫输卵管造影

子宫输卵管造影是将造影剂充满导管,然后将导管经宫颈外口插入宫颈管内,进行造影、摄片。24 小时后擦洗阴道,清除可能积留在阴道内的碘剂,再摄盆腔片一张,观察造影剂是否进入腹腔,以确定其通畅情况。如用泛影葡胺作为造影剂者,于注药完毕、完毕后 20 分钟各摄片一张,次日不再摄片。根据造影剂在输卵管及盆腔内的显影情况了解输卵管是否通畅、阻塞部位及宫腔形态。24 小时后摄片，若盆腔内存在散在造影剂则提示输卵管通畅，未见盆腔内散在造影剂则说明输卵管不通。若有输卵管积水，可见输卵管远端呈气囊状扩张。该检查损伤小，能对输卵管阻塞做出较正确的诊断，准确率可达 80%。而且，造影剂也没有明显的副作用，显著减少了被检查者的痛苦。

3. 腹腔镜检查

腹腔镜直视下输卵管通液检查的准确率为 90% ~95%，是输卵管通畅检查的"金标准"。若存在严重粘连，通过腹腔镜检查可以直接看到输卵管周围的粘连、粘连部位、粘连程度以及输卵管伞端与卵巢之间的解剖关系，并可直接进行分离粘连的治疗。因腹腔镜是创伤性手术，且需要全身麻醉，对器械要求高，故不推荐作为常规检查方法。一般只适合经 X 线的输卵管造影检查诊断为输卵管伞端堵塞积水或考虑有输卵管周围粘连可能时使用，而非首选检查方法。

输卵管通畅检查必须在月经干净后 3 ~7 日内进行，因这个时间是子宫内膜厚度适中的时候，行手术时不易损伤子宫内膜。检查后 2 周内禁止性交和盆浴，并需在医生指导下应用抗生素。

问题 30 什么是人工授精？

近年来，随着人类辅助生殖技术的发展，很多不孕问题都得到了解决，使不孕夫妇看到了希望。辅助生殖技术是指在体外对配子和胚胎采用显微操作等技术，帮助不孕夫妇受孕的一组方法，主要包括人工授精、体外授精 - 胚胎移植及其衍生技术。人工授精是将精子通过非性交方式注入女性生殖道内，使其受孕的一种技术。具备正常发育的卵泡、正常范围的活动精子数目、健全的女性生殖道结构、至少一条通畅的输卵管的不孕症夫妇，均可以实施人工授精治疗。

1. 人工授精的分类

根据授精部位可将人工授精分为宫腔内人工授精、宫颈管内人工授精、阴道内人工授精、输卵管内人工授精及直接经腹腔内人工授精等。研究数据表明,宫腔内人工授精成功率优于其他人工授精,且应用最广泛。

2. 宫腔内人工授精的操作

宫腔内人工授精的常规操作流程:将精液洗涤处理后,去除精浆,取0.3~0.5 mL精子悬浮液,在女方排卵期间,通过导管经宫颈注入宫腔。在自然周期和促排周期均可进行宫腔内人工授精。

3. 宫腔内人工授精前,男、女双方需做的检查

进行人工授精前需有可以正常发育的卵泡、正常范围的活动精子数目、健全的女性生殖道结构、至少一条通畅的输卵管。由此可见,在人工授精前,女性需进行输卵管通畅试验检查以明确输卵管情况,还需行妇科B超,明确宫腔形态并确保有正常发育且可以排出的卵子。男性需行精液检查,确保有足够正常活动的精子数。

4. 宫腔内人工授精适合的不孕者的类型

(1)男性因素:①阻碍正常性交时精子进入阴道的解剖学异常,如严重尿下裂或逆行射精等。②神经因素导致精液不能进入阴道的,如阳痿、早泄和不射精等。③免疫性因素所致的男性不育。④精液检查异常。

(2)女性因素:①阻碍精子在女性生殖道运行的因素,如阴道或宫颈狭窄、子宫高度屈曲、性交时阴道痉挛等。②宫颈因素,如异常的宫颈黏液、宫颈管狭窄或粘连等。③因免疫因素所引起的不孕。

宫腔内人工授精为非侵入性操作,且价格相对低廉,为很多不孕症患者所接受。其操作简单,在具有辅助生殖技术的正规医院均可进行。

当然,人工授精也存在一些不足之处,如可能会出现卵巢过度刺激继发感染、多胎妊娠等并发症,并且年龄越大越不利于人工授精,所以不孕夫妇们想要怀孕还是要趁早。

问题31 什么是“试管婴儿”?

随着医疗技术的不断发展,“试管婴儿”为不孕不育夫妻带来了新的希

望。那么,什么是“试管婴儿”呢?它是怎样帮助人类完成辅助生殖的呢?

1. “试管婴儿”的概念

“试管婴儿”其实是一个俗称,其真正的名称是体外受精-胚胎移植技术,也就是从女性卵巢内取出卵子,在体外与精子发生受精并培养3~5日,再将发育到卵裂球期或囊胚期阶段的胚胎组织移植到宫腔内,使其着床发育成胎儿的全过程。1978年英国使用该技术诞生了世界上第一例“试管婴儿”。我国第一例“试管婴儿”于1988年诞生。

2. “试管婴儿”的适应证

临床上对输卵管性不孕症、原因不明的不孕症、子宫内膜异位症、男性因素不育症、排卵异常及宫颈因素等不孕症患者,在通过其他常规治疗无法妊娠者,均为“试管婴儿”的适应证。

3. “试管婴儿”的发展过程

随着体外受精-胚胎移植技术的发展和成熟,“试管婴儿”可分为一代、二代和三代,三者之间存在着区别。

(1)一代“试管婴儿”:是从体外获得精液,经过处理,与体外获得的卵子放入培养液中受精,获得正常胚胎后再移植入母体子宫内发育,适用于女性不孕症。

(2)二代“试管婴儿”:是在显微镜下将单个精子直接注入卵母细胞胞浆内,从而达到受精目的,适用于男性重度少精、弱精、畸形精子症或受精障碍症。

(3)三代“试管婴儿”:通过“试管婴儿”技术形成胚胎后,对胚胎行遗传学诊断,挑选出没有遗传缺陷的胚胎进行移植,适用于夫妇双方或者一方存在遗传性疾病,或者存在染色体异常的情况。

4. “试管婴儿”的主要步骤

药物刺激卵巢,监测卵泡至发育成熟,经阴道超声介导下取卵,将卵子和精子在模拟输卵管环境的培养液中受精,受精卵在体外培养3~5日,形成卵裂球期或囊胚期胚胎,再移植入宫腔内,并同时进行黄体支持。胚胎移植

2 周后测血或尿 HCG 水平确定妊娠，移植 4 ~5 周后超声检查确定是否为宫内临床妊娠。

5. “试管婴儿”的优点

“试管婴儿”作为一种新型辅助生殖技术，首先“试管婴儿”的胚胎都是从众多胚胎里面挑选出来的佼佼者，它们的质量较好。其次，囊胚移植时能够为胚胎提供更加接近于生殖生理上的环境，这种环境跟女性的子宫内膜差不多。再者，试管婴儿还能够将多胎妊娠的风险降到最低。因为囊胚移植的种植率非常高，能够将移植胚胎的数目减少，将最优质的那一颗囊胚用来移植。

总体而言，“试管婴儿”技术对于人类社会有着非常大的贡献，它让很多无法有自己子代的夫妇，能够有自己子代，组成了完整的家庭，从而增加了社会的稳定性。

问题 32 做“试管婴儿”应具备哪些条件？

1. 做“试管婴儿”的合法证件

做“试管婴儿”的条件之一就是合法性。不孕不育夫妇需要以结婚证、夫妻各自的身份证等作为依据，进行有效登记后才可以做“试管婴儿”。

2. 做“试管婴儿”的指征

不是所有的不孕不育患者都能做“试管婴儿”，“试管婴儿”有着严格的指征要求，只有符合“试管婴儿”指征的不孕不育患者才可以做“试管婴儿”。“试管婴儿”的适应证如下。

（1）严重的输卵管疾病，如患盆腔炎导致的输卵管堵塞、积水，输卵管结核而子宫内膜正常，异位妊娠术后输卵管堵塞，输卵管发育不全，输卵管结扎术后，宫外孕等导致的双侧输卵管切除。

（2）子宫内膜异位症、子宫腺肌病。

（3）免疫性不孕症，如存在抗精子抗体、抗子宫内膜抗体等。

（4）男性因素，如少精症、弱精症、畸精症。

（5）原因不明的不孕症。

（6）其他原因的不孕治疗无效者。

（7）有遗传性疾病需要做移植前诊断者。

（8）其他，如卵泡不破裂综合征等。

3. 夫妻双方的身体条件

夫妻双方不能患有严重的精神疾病、性传播疾病、遗传性疾病；任何一方不能接触致畸量的射线、毒物、药品；双方不能有吸毒等严重不良嗜好；女方子宫不具备妊娠功能；女方如果有严重躯体疾病，不能承受妊娠，也是不能做“试管婴儿”的。

（1）*男方条件*：男方的精子质量是关系到试管婴儿移植手术成功与否的关键因素之一。如果精子数量少、存活率低，试管婴儿的成功率也会受到影响。男方需进行血液相关检查，如染色体、抗精子抗体、尿常规、血常规、血型、生化、乙肝、丙肝、梅毒特异性抗体、艾滋病病毒抗体等检查。若男方有弱精症，需要做 Y 染色体微缺失检测。

（2）*女方条件*：为了让“试管婴儿”能顺利进行，女性也需要进行前期的身体检查，确定女性卵巢可以排卵，子宫具备正常的妊娠功能。女性需要进行 B 超检查（子宫及附件），阴道分泌物检查，血液检查（如染色体分析、抗精子抗体、抗心磷脂抗体、尿常规、血常规、血型、凝血功能、生化、乙肝、丙肝、梅毒特异性抗体、艾滋病病毒抗体）等。

问题33 影响胚胎移植的因素有哪些？

从 1978 年英国第一例“试管婴儿”诞生、1988 年我国第一例“试管婴儿”诞生到今天，人类辅助生殖技术取得了很大的发展。随着各项技术的成熟和医者经验的丰富，“试管婴儿”的成功率在世界范围内逐渐提高，为诸多不孕症患者带来了福音和希望。尽管如此，要想提高胚胎移植的成功率，仍需注意以下因素。

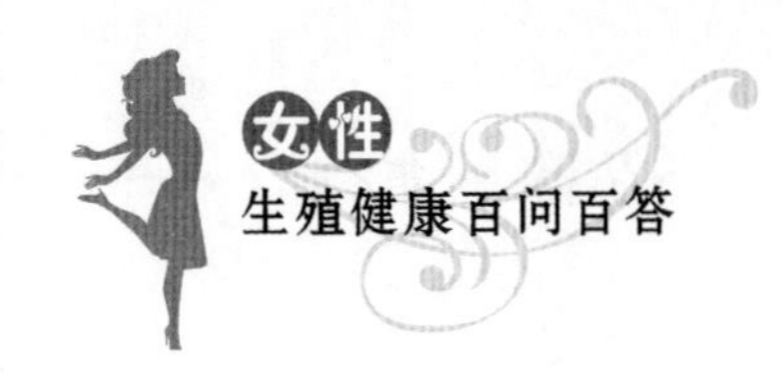

1. 心理因素

已有研究结果显示，心理压力过大的患者较其他患者妊娠率明显下降。焦虑、紧张、抑郁等不良心理因素有可能导致内分泌失调，激活人体的应激系统，造成子宫肌肉收缩紊乱。因此，放松心情，改变生活方式，多和家人交流沟通，寻求心理支持和帮助，对于“试管婴儿”的成功大有裨益。

2. 生活方式

吸烟、酗酒等不良生活方式均可能影响胚胎的种植率。因此，通过戒烟戒酒、锻炼等途径养成良好的生活方式显得至关重要。

3. 膳食营养

长期的饮食偏好或营养不良都会降低胚胎种植率。因此，需保持每日营养均衡，保证机体所需营养的充足，饮食以清淡为主，多吃一些蔬菜、水果、鸡蛋、牛奶、肉类等。

4. 其他疾病

子宫异常，如宫腔息肉、黏膜下子宫肌瘤、宫腔粘连、子宫内膜炎或内膜基底层被破坏引起的内膜薄等各种病变时，都可能降低胚胎的种植率。透明带太厚或太硬也有可能引起胚胎着床失败。所以，排除相关病变对胚胎移植至关重要。

问题34 什么是宫外孕？哪些原因会导致宫外孕？

正常受精卵的着床部位在子宫体腔的前壁或后壁。如果受精卵在子宫体腔以外着床发育的称为异位妊娠，习惯称宫外孕。宫外孕以输卵管妊娠最常见，占宫外孕的95%左右。少见的还有卵巢妊娠、腹腔妊娠、阔韧带妊娠、宫颈妊娠、子宫残角妊娠、剖宫产瘢痕部位妊娠。（图2－6）

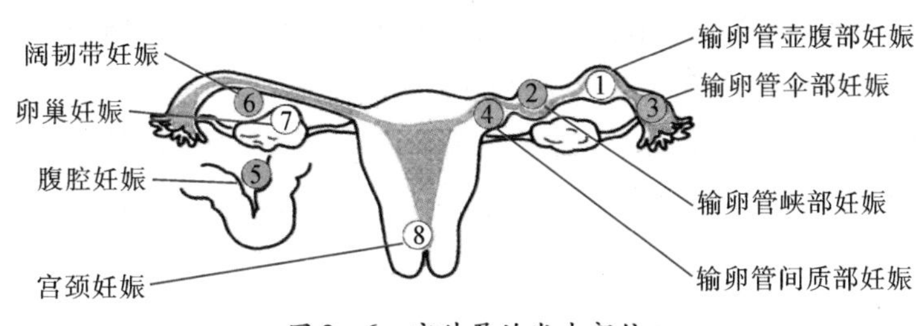

图2-6　宫外孕的发生部位

宫外孕是早期妊娠孕妇死亡的主要原因。如果发生输卵管破裂，会引发腹腔大出血，将有生命危险。近年来，由于宫外孕得到了更早的诊断和处理，患者的存活率和生育保留能力明显提高。

1. 宫外孕的表现

(1)停经：停经是宫外孕最早、最多见的症状。多有6～8周的停经史，但输卵管间质部妊娠的停经时间较长。

(2)腹痛：95%以上的输卵管妊娠患者都以腹痛为主诉就诊。输卵管妊娠未破裂时，增大的胚胎会使输卵管膨胀，导致输卵管痉挛，引起患侧下腹部隐痛或胀痛。当输卵管妊娠破裂时，患者会突感一侧下腹部撕裂样疼痛，常伴有恶心、呕吐。若血液局限于病变区，主要表现为下腹部疼痛；若血液积聚于直肠子宫陷凹，可出现肛门坠胀感。

(3)阴道流血：表现为短暂停经以后的不规则的阴道流血，血量较少，呈点滴状，颜色暗红或深褐色；部分患者阴道流血量较多；少部分患者会出现阴道大量流血，如同月经量一样多。阴道流血可伴有蜕膜管型或蜕膜碎片排出，是子宫蜕膜剥离所致。

(4)晕厥与休克：由于严重的腹腔内出血及剧烈腹痛，患者会出现晕厥、面色苍白、四肢湿冷等出血性休克的症状。病情严重程度与腹腔内出血成正比，但与阴道出血不成比例。

(5)腹部包块：输卵管妊娠流产或破裂时所形成的血肿时间较久者，可与周围组织发生粘连形成包块。

2. 导致宫外孕的原因

(1)输卵管炎症：是输卵管妊娠的主要原因。慢性输卵管炎可使输卵管黏膜皱褶粘连，管腔变窄，或使纤毛功能受损，从而导致受精卵在输卵管内运行受阻而于该处着床，造成宫外孕。

（2）输卵管妊娠史或手术史：曾有输卵管妊娠史，不管是经过保守治疗后自然吸收还是接受输卵管保守性手术，再次发生异位妊娠的概率可达10%。

（3）输卵管发育不良或功能异常：在受精卵的运行过程中，由于输卵管畸形、过长，或精神因素引起输卵管痉挛、蠕动异常，使受精卵运行受到阻碍或缓慢，停留在输卵管内着床而形成宫外孕。

（4）盆腔肿瘤的牵引和压迫：如果患有盆腔肿瘤如子宫肌瘤、卵巢肿瘤，压迫输卵管，影响输卵管管腔的通畅性，使受精卵运行受阻，也会造成宫外孕。

（5）避孕失败：如宫内节育器避孕失败、口服紧急避孕药避孕失败，发生宫外孕的可能性也比较大。

问题35 哪些表现是宫外孕的危险信号？

宫外孕是妇产科常见的急症之一，发病率为2%～3%，停经时间越长，胚胎越大，危险越大，抢救不及时可危及生命，导致患者死亡。很多患者因为忽视了其早期症状，延误了最佳治疗时机而导致病情危重。早期诊断、早期治疗可及时中断病情发展。那么，宫外孕有哪些危险信号呢？

（1）突然一侧下腹部的撕裂样疼痛：输卵管妊娠破裂出血，血液从盆腔流向腹腔，刺激腹膜出现腹膜刺激征，伴恶心、呕吐；血液刺激膈肌，会引起肩胛部放射痛、胸痛。

（2）晕厥：随着出血量的增多，可出现脉搏细弱、皮肤湿冷、血压下降，甚至发生痛性晕厥和失血性休克。

（3）肛门坠胀感：输卵管妊娠破裂多见于6周左右的输卵管峡部妊娠，由于输卵管肌层血管丰富，因此，短期内腹腔可出现大量血液。当血液积聚于直肠子宫陷凹时，可出现肛门坠胀感。

如有以上表现者，必须尽快送医院诊治。

问题36 宫外孕在什么情况下选择保守治疗？

近年来，随着B超和HCG检测对未破裂宫外孕检出率的提高，为保守治疗提供了更多的可能性。

1. 宫外孕保守治疗的适应证及方法

（1）药物治疗：适用于早期输卵管妊娠、要求保存生育能力的年轻患者。必须符合以下条件方可采用药物治疗。①无药物治疗的禁忌证；②输卵管妊娠未发生破裂；③妊娠囊直径≤4 cm；④血HCG＜2000 U/L；⑤无明显内出血。

药物治疗的禁忌证：①生命体征不平稳；②异位妊娠破裂；③妊娠囊直径≥4 cm或≥3.5 cm伴胎心搏动；④药物过敏、慢性肝病、血液系统疾病等。

药物治疗常用甲氨蝶呤（MTX），治疗机制是抑制滋养细胞增生，破坏绒毛，使胚胎组织坏死、脱落、吸收。

保守治疗期间应卧床休息，不要剧烈活动，避免活动导致妊娠包块的破裂，引起腹腔出血、腹痛。必须在医生的严密观察下进行中、西药联合治疗。在治疗期间，需定期监测血HCG和B超检查，严密监护。若用药后14日血HCG下降并连续3次阴性，腹痛缓解或消失，阴道流血减少或停止者为有效。若病情无改善，血HCG下降缓慢或持续不降，甚至发生急性腹痛或输卵管破裂的症状，应立即行手术治疗。

（2）保守手术治疗：适用于有生育要求的年轻女性，特别是对侧输卵管已切除或有明显病变者。根据受精卵着床部位及输卵管病变情况选择术式。若为伞端妊娠可进行挤压将妊娠产物挤出；壶腹部妊娠可行输卵管切开术，取出胚胎再缝合；峡部妊娠可行病变节段切断及断端吻合。

2. 宫外孕保守治疗的注意事项

（1）严密观察，定期复查：接受保守治疗的宫外孕患者，需要定期监测血HCG和行B超检查。

(2)做好日常生活管理:发生宫外孕的患者,在接受保守治疗后,首先应禁止性生活1个月,并且要养成良好的卫生习惯,避免阴道发生感染,引发其他疾病。

(3)保持大便通畅:避免便秘加大腹压,造成包块破裂。

(4)注意日常饮食及营养问题:多摄入一些富含铁、蛋白质的食物。

(5)宫外孕保守治疗后再次发生宫外孕的可能性较大:最好在半年后备孕,在备孕前建议检查输卵管的通畅情况,降低二次宫外孕的可能性。

总之,宫外孕是妇科急症、重症,应早发现、早治疗,遵从医嘱,积极配合,根据医生建议,选择最佳治疗方案,保证生命安全及生殖健康。

问题37 宫外孕在什么情况下需立即手术治疗?

由于宫外孕在输卵管破裂之前缺乏典型的临床症状,极易误诊、漏诊,是造成急性腹腔内出血、休克等严重并发症,甚至是死亡的重要原因之一。同时也会影响育龄期女性再次正常妊娠。因此,必须时刻警惕宫外孕发生的可能性,早发现、早确诊、早治疗是控制其病情恶化、降低死亡率的关键。

1. 宫外孕手术治疗的适应证

(1)生命体征不稳定或有腹腔内出血征象者。

(2)异位妊娠有进展者,血 HCG > 3000 U/L 或持续升高,有胎心搏动、附件区大包块等。

(3)随诊不可靠者。

(4)有物治疗禁忌证或无效者。

(5)持续性宫外孕者。

2. 宫外孕的手术指征

(1)输卵管妊娠的手术指征:根治手术适用于无生育要求的输卵管妊娠、内出血并发休克的急症患者;目前的循证依据支持对对侧输卵管正常者行患侧输卵管切除术。重症患者应在积极纠正休克的同时,手术切除患侧输卵管,并酌情处理对侧输卵管。

（2）卵巢妊娠的手术指征：宫外孕位于卵巢组织内，卵巢与宫外孕囊胚以卵巢固有韧带与子宫相连的。

（3）腹腔妊娠的手术指征：胚胎或胎儿位于输卵管、卵巢及阔韧带以外的腹腔内；超声检查发现宫腔内空虚，胎儿与子宫分离，胎儿与子宫关系异常或胎位异常的。

（4）宫颈妊娠的手术指征：超声检查显示宫腔空虚，受精卵着床和发育在宫颈管内。

宫外孕如出现以上指征，应立即行手术治疗。切莫延误治疗，危及生命。

问题38 人工流产或刮宫有哪些危害？

人工流产是指因意外妊娠、疾病等原因而采用人工或药物方法终止妊娠。人工流产是用来作为避孕失败意外妊娠的补救措施，也可用于因疾病不宜继续妊娠、为预防先天性畸形或遗传性疾病而需终止妊娠者。人工流产可分为手术流产和药物流产两种方法。若人工流产不尽，则需行刮宫术。

刮宫术是指刮取子宫内膜或者宫腔内容物的手术。它分为诊断性刮宫和治疗性刮宫两类。一般诊断性刮宫适用于内分泌异常，并且需了解子宫内膜变化以及对性激素的反应、有无排卵、有无结核等症状者。治疗性刮宫有吸刮术和钳刮术两种。吸刮术适用于早孕（孕3个月以内）要求终止妊娠者；钳刮术适用于孕3个月以上及引产后清除宫腔残存物者。

虽然人工流产、刮宫术是补救措施，但无论是人工流产还是刮宫术，均会对女性健康造成一定的伤害，特别是多次或间隔较近的人工流产或刮宫术，会对女性生殖健康造成不可逆的伤害。下面就来说说究竟有哪些危害。

1. 危害之一：感染

在手术的过程中，如有阴道炎或消毒不规范，可能会将阴道或宫颈内的病菌带入子宫，造成宫内感染。另外，手术后如果不注意卫生或是在术后未满一个月进行性生活者，极有可能造成术后感染，引发盆腔炎、子宫内膜炎、宫颈炎等妇科炎症，甚至上行感染发生败血症。

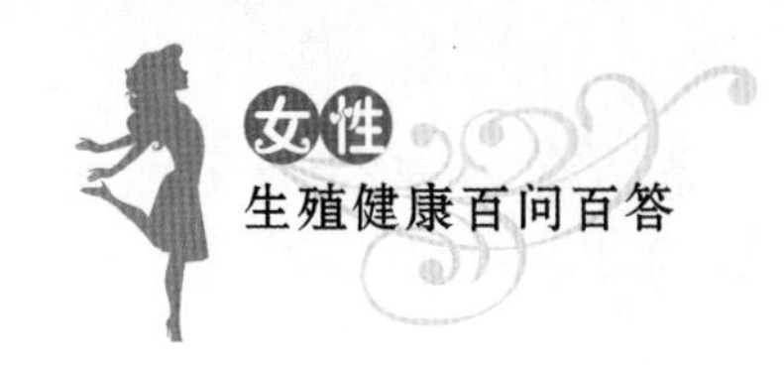

2. 危害之二:月经病

月经病是最常见的人工流产和刮宫术带来的后果。人工流产、刮宫术可造成下丘脑-垂体-卵巢轴功能紊乱,干扰卵巢功能,引起月经不调,如月经先后无定期、月经量少或是月经淋漓不尽等病症。手术后子宫内膜粘连、内膜过薄,会导致月经量少、闭经、痛经等病症。若出现上述情况,一定要及时就诊。

3. 危害之三:不孕

若多次人工流产、刮宫操作过深,致使子宫内膜过薄,可发生因月经量少、闭经而导致不孕或习惯性流产;若术后感染引起妇科炎症,会增加继发性不孕的风险。

在此,提醒各位育龄期的女性朋友,如果暂时没有生育计划,就要及时采取科学的避孕措施。如不可避免要做人工流产或刮宫术,建议到正规医院,避免人工流产或刮宫术不当对宫腔造成损伤,导致继发性不孕。

问题39 流产、引产后需要坐月子吗?

因意外妊娠或某些疾病的限制,一些女性需要行人工流产或引产。人工流产或引产后,二者皆属于产后生理范围,都是气血受到了损伤。清代《济阴纲目》指出:“小产不可轻视,将养十倍于正产可也。”一些人只注重足月分娩后的调养,而对流产、引产后的养护却没有给予足够的重视,导致产后病、月经失调或继发性不孕症的发生。

1. 流产、引产的概念

流产是指胚胎或胎儿尚未具有生存能力而妊娠终止者。我国将妊娠未达到28周、胎儿体重不足1000 g而终止者,称为流产。发生在妊娠12周之前者,称为早期流产;而发生在妊娠12周或之后者为晚期流产。流产分为自然流产和人工流产两种。早期流产中,约2/3为隐性流产,即发生在月经期前的流产,也称生化妊娠。

终止早期妊娠的人工流产的方法包括手术流产和药物流产。手术流产主要采用负压吸引术，利用负压吸引原理，将妊娠物从宫腔吸出。药物流产是用药物而非手术终止早孕的一种避孕失败的补救措施。目前临床常用的药物为米非司酮和米索前列醇，米非司酮是一种类固醇类的抗孕激素制剂，米索前列醇具有兴奋和软化宫颈的作用，两者配伍应用可达到终止早期妊娠的目的。

引产则是指妊娠13周后，因母体或胎儿方面的原因，须用人工方法诱发子宫收缩而结束妊娠。根据引产时的孕周，可分为中期引产（14～27周）和晚期引产（28周以后）。目前常用的方法有非药物性和药物性两大类。非药物性方法有人工剥膜、人工破膜、水囊、吸湿扩张物、乳头刺激及针刺疗法等。药物性方法常用缩宫素、前列腺素 E_2、米索前列醇、卡孕栓等。

2. 流产、引产的危害

（1）子宫内膜变薄：流产或引产均会给身体造成伤害。反复频繁刮宫、吸宫，容易使子宫黏膜受损，影响子宫内膜细胞生长，使子宫内膜变薄，妨碍受精卵着床，导致继发性不孕或流产。

（2）子宫内膜异位症：多次人工流产手术，宫腔免疫能力低下，卵巢功能失调，内膜发生异位的可能性大大增加，易导致痛经、不孕、流产等病症。

（3）子宫内膜炎：人工流产或引产手术导致宫颈扩张或损伤、胎盘附着部位愈合慢、刮宫不彻底导致胎盘残留等，严重影响子宫内环境平衡，易发生子宫内膜炎。术后如果不积极预防感染，会引起宫腔、宫颈管粘连。若炎症进一步蔓延至盆腔则可引起盆腔粘连。若扩散至血液，则会出现败血症等疾病，危及生命。

（4）影响内分泌功能：频繁的宫腔操作干扰了宫腔及生殖道内环境，扰乱了下丘脑－垂体－卵巢轴生理，会导致月经紊乱、闭经、不孕症、卵巢早衰等。

3. 流产、引产后的注意事项

清代《达生编》记载："小产不可轻视，其将养须过于正产十倍可也……小产重于大产，盖大产，如果熟自脱，小产如破其皮壳，断其根蒂也，但人往

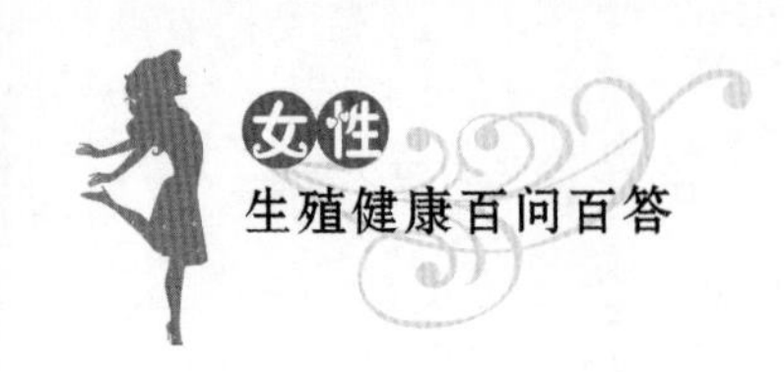

往轻忽，死者多矣。”其强调了流产、引产之后，更要加倍调养。如果没有好好调养，日后可能会月经失调、腰腹疼痛，甚至导致不孕及习惯性流产等。

（1）至少休息2周：由于流产、引产后气血亏虚，过度运动会耗气伤血，导致出血过多、小腹下坠甚至子宫脱垂。如果条件允许，需卧床休息2～3天。之后逐渐增加活动量及活动时间，避免劳累，勿过度疲劳。在流产、引产半个月内，不能从事重体力劳动。平时身体虚弱、体质差、失血多者，可适当延长调养时间。

（2）注意保暖，防止受寒：流产、引产后气血较虚，易感外邪。一要避开风寒外邪，保持室内适宜的温度，避开寒冷吹风处；二是不用冷水洗漱，保持手脚温暖；三是衣着保暖，勿过分单薄，否则易导致身痛、头痛、关节痛等产后病。

（3）饮食调补，增加营养：流产、引产对人体的伤害甚于“大产”，须通过饮食来调补。补充营养，多吃富含蛋白质、维生素的食物，如蛋、奶、肉、蔬菜、水果、豆制品等。这些食物既要有营养，又要易于消化。饮食宜温，禁食生冷、冰冻之品；不可过寒，寒则血凝，恶露不畅。多食养血补血的食物，如大枣、桂圆、花生等。

（4）禁止同房，定期复查：一般术后2周复诊，及早发现并发症，及时治疗。术后1个月内禁止同房。即使有生育要求的患者也建议避孕3～6个月，待子宫内膜完全修复后再妊娠。

（5）保持清洁，注意卫生：由于子宫有新的创伤，易发生逆行感染，因此，要保持外阴部清洁卫生，每日温水清洗外阴，勤换卫生巾，勤换洗内裤。人流后半个月内禁止坐浴，以免引起上行感染；可以淋浴。

（6）注意出血，及时就诊：人流后的一周左右，阴道内会有红色或淡红色分泌物，其量由多到少，无明显气味。如果出血时间超过15天，出血量大，超过月经量，特别是分泌物有臭味，并伴有发热、腹痛等症状，患者应及时去医院检查和治疗。

无论是手术流产、药物流产、自然流产还是引产，都会对女性身体造成伤害，所以一定要重视产后保养，以免留下产后疾病。

第3章

保胎篇

问题40 胎儿在母体内是如何生长发育的？

医学上的怀孕时间是以周为单位计算孕龄的。孕周从末次月经第一天开始计算，通常比排卵或受精时间提前2周，比着床时间提前3周。妊娠全过程约为280天，即40周。妊娠10周（受精第8周）内的人胚称胚胎，是器官分化、形成时期。妊娠11周（受精第9周）起称为胎儿，是生长、成熟的时期。

下面以4周（一个妊娠月）为一孕龄单位，描述胚胎、胎儿发育特征。

（1）妊娠4周末：可辨认出胚盘与体蒂。妊娠6周时，超声检查可见到胚芽和原始心管搏动。

（2）妊娠8周末：胚胎初具人形，头大，占整个胎体近一半，能分辨出眼、耳、鼻、口、手指及足趾，各器官正在分化发育，心脏已形成。

（3）妊娠12周末：胎儿身长约9 cm，顶臀长6～7 cm。从外生殖器可初辨性别。胎儿四肢可活动。妊娠11～13^{+6}周测量胎儿头臀长度能较准确地估计孕周，校正预产期。妊娠9～13^{+6}周超声检查可以排除严重的胎儿畸形，如无脑儿。

（4）妊娠16周末：胎儿身长约16 cm，顶臀长12 cm，体重约110 g。从外生殖器可确认胎儿性别。头皮已长出毛发，胎儿已开始出现呼吸运动。皮肤菲薄呈深红色，无皮下脂肪。部分孕妇可自觉胎动。

（5）妊娠20周末：胎儿身长约25 cm，顶臀长16 cm，体重约320 g。皮肤暗红，出现胎脂，全身覆盖毳毛，可见少许头发。开始出现吞咽、排尿功能。自该孕周起胎儿体重呈线性增长。胎儿运动明显增加，10% ~30% 的时间胎动活跃。孕妇常在妊娠 20 周左右自觉胎动。妊娠 18 ~20 周用一般听诊器经孕妇腹壁能够听到胎心音，正常时每分钟 110 ~160 次。

(6) 妊娠 24 周末：胎儿身长约 30 cm，顶臀长 21 cm，体重约 630 g。各脏器均已发育，皮下脂肪开始沉积，因量不多皮肤呈皱缩状，出现眉毛和睫毛。细小支气管和肺泡已经发育，出生后可有呼吸，但生存力极差。

(7) 妊娠 28 周末：胎儿身长约 35 cm，顶臀长 25 cm，体重约 1000 g。皮下脂肪不多。皮肤粉红，表面覆盖胎脂。瞳孔膜消失，眼睛半张开。四肢活动好，有呼吸运动。出生后可存活，但易患特发性呼吸窘迫综合征。28 周后胎儿生存能力逐渐增强。一般认为，妊娠满 30 周以后的胎儿经适当的护理与哺育可有生存能力。

(8) 妊娠 32 周末：胎儿身长约 40 cm，顶臀长 28 cm，体重约 1700 g。皮肤深红色仍呈皱缩状。生存能力尚可，出生后注意护理可存活。胎动随妊娠进展逐渐增强，妊娠 32 ~34 周胎动达高峰。胎动在夜间和下午较为活跃，每次持续 20 ~40 分钟，常在胎儿睡眠周期消失。妊娠 28 周以后，正常胎动次数≥10 次/小时。

(9) 妊娠 36 周末：胎儿身长约 45 cm，顶臀长 32 cm，体重约 2500 g。皮下脂肪较多，身体圆润，面部皱褶消失。指(趾)甲已达指(趾)端。出生后能啼哭及吸吮，生存力良好，存活率很高。胎龄在 37 足周以前出生的活产婴儿称为早产儿或未成熟儿。其器官功能和适应能力较足月儿差，应给予早产儿特殊护理。

(10) 妊娠 40 周末：妊娠 40 周的胎儿称成熟儿。胎儿身长约 50 cm，顶臀长 36 cm，体重约 3400 g。胎儿发育成熟，皮肤粉红色，皮下脂肪多。足底皮肤有纹理。男性睾丸已降至阴囊内，女性大小阴唇发育良好。出生后哭声响亮，吸吮能力强，能很好存活。

问题41 胎儿的性别取决于哪些因素？

1. 胎儿性别的决定因素

人类的生殖细胞中，有23对即46条染色体，其中22对为常染色体，1对为性染色体。性染色体，顾名思义是决定性别的染色体。女性的性染色体为XX，男性的性染色为XY。若含X染色体的精子与卵子结合，受精卵为XX型，发育为女胎；若含Y染色体的精子与卵子结合，受精卵为XY型，发育为男胎。所以，生男生女取决于与卵子结合的精子是含X染色体，还是含Y染色体。这个过程是随机的，是不以人们的意志为转移的。胎儿性别是在含X染色体或者Y染色体的精子与卵子结合的那一刻已经确定的。所以，通过药物或者其他方式改变胎儿性别的说法是没有科学依据的。

2. 胎儿性别能够初步分辨的时间

胎儿性别是在精子和卵子结合成为受精卵的那一刻就已经确定了的。胚胎在母体中要经过漫长的280天（大约40周）发育成熟才能顺利分娩。正常情况下，胚胎发育到12周末时，男性胎儿出现外生殖器，可初步辨认性别。

3. B超查看胎儿性别的时间

胎儿的外生殖器虽然在12周末就已经显现，但B超判断胎儿性别一般在16~20周，因为根据B超判断胎儿性别有很多影响因素，比如仪器的先进程度、医生的经验和胎儿在子宫的体位等。根据《中华人民共和国人口与计划生育法》规定，严禁利用超声和其他技术手段进行非医学需要的胎儿性别鉴定。所以，非医学需要鉴别胎儿性别是违法的。

问题42 怀孕了什么时候做产检？

确诊怀孕后，什么时候产检是准妈妈们最关心的问题，规范的产前检查

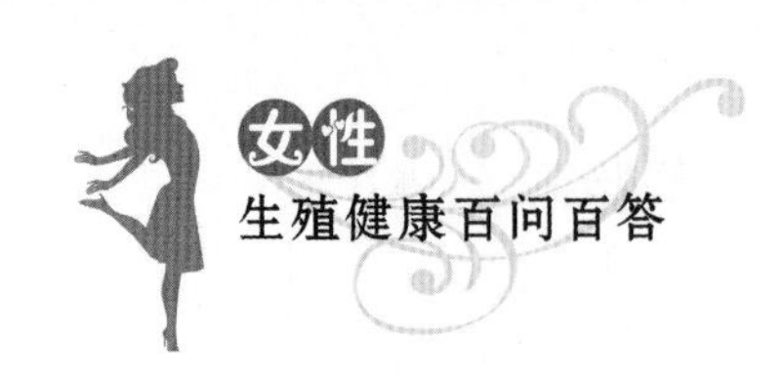

能够及时发现胎儿的异常，尽早治疗孕期并发症，确保母亲和胎儿的安全。根据我国《孕前和孕期保健指南（2018 年）》，目前推荐的产前检查孕周分别是妊娠 6 ~ 13^{+6} 周 1 次、14 ~ 19^{+6} 周 1 次、20 ~ 24 周 1 次、25 ~ 28 周 1 次、29 ~ 32 周 1 次、33 ~ 36 周 1 次和 37 ~ 41 周（每周 1 次），整个孕期共 7 ~ 11 次。有高危因素者，酌情增加次数。产前检查常与孕期保健同时进行，定期产前检查有助于提高孕期保健质量。

1. 第 1 次检查：6 ~ 13^{+6} 周

（1）常规保健：①建立孕期保健手册（询问病史包括年龄、职业，了解早期有无早孕反应、用药史、疾病史）；②确定孕周，推算或核对预产期；③评估孕期高危因素；④血压、体重及体重指数；⑤妇科检查；⑥胎心率（妊娠 12 周左右）。

（2）必查项目：①血常规；②尿常规；③血型；④血糖；⑤肝肾功能等。

（3）备查项目：①胎儿颈项透明层（NT）厚度检测；②叶酸代谢能力评估检测等。

妊娠 11 ~ 13^{+6} 周可做 NT 厚度检测。NT 厚度检测是通过扫描胎儿颈项后透明带的厚度，评估胎儿是否患有唐氏综合征的可能及其他异常，如无脑儿等。NT 厚度检测对时间要求较高，最好在妊娠 11 周就预约检查。

叶酸代谢能力评估检测能及早发现个体对叶酸的吸收利用水平，实现个性化增补叶酸，以降低新生儿出生缺陷的风险。

2. 第 2 次检查：14 ~ 19^{+6} 周

（1）常规保健：①分析首次产前检查结果；②血压、体重；③宫底高度；④胎心率。

（2）必查项目：无。

（3）备查项目：①无创产前检测；②中孕期非整倍体母体血清学筛查（15 ~ 20 周）；③羊膜腔穿刺术检查胎儿染色体。

中孕期非整倍体母体血清学筛查目的是通过化验孕妇的血液，检测母体血清中甲胎蛋白、人绒毛膜促性腺激素和游离雌三醇的浓度，并结合孕妇的年龄、体重、孕周等方面综合计算发病风险。唐氏综合征筛查检出率为

60%～75%，联合应用血清学和NT检测，唐氏综合征的检出率可达85%。

3．第3次检查：20～24周

（1）常规保健：①血压、体重；②宫底高度；③胎心率。

（2）必查项目：①胎儿系统超声筛查；②血常规；③尿常规。

（3）备查项目：阴道超声测量宫颈长度（早产的预测）。

4．第4次检查：25～28周

（1）常规保健：①血压、体重；②宫底高度；③胎心率。

（2）必查项目：①75 g空腹糖耐量试验（OGTT），检查前2～3天禁食糖及高脂饮食；②血常规；③尿常规。

（3）备查项目：①抗D滴度检测（Rh血型阴性者）；②宫颈阴道分泌物胎儿纤维连接蛋白（fFN）检测（宫颈长度为20～30 mm者）。

5．第5次检查：29～32周

（1）常规保健：①血压、体重；②宫底高度；③胎心率；④胎位。

（2）必查项目：①产科超声检查；②血常规；③尿常规。

（3）备查项目：无。

6．第6次检查：33～36周

常规保健：①血压、体重；②宫底高度；③胎心率；④胎位。

必查项目：尿常规。

备查项目：①B族链球菌筛查（35～37周）；②肝功能、血清胆汁酸检测（32～34周，怀疑妊娠期肝内胆汁淤积症的孕妇）；③NST检查（34周以后）。

NST检查：即无刺激胎心监护，用于预测胎儿宫内储备能力。反应型提示胎儿中枢神经系统发育良好，无反应型提示胎儿有窒息。需要注意的是，NST结果的假阳性率较高，异常NST需要复查，延长监护时间，必要时行生物物理评分。

7．第7～11次检查：37～41周

（1）常规保健：①血压、体重；②宫底高度；③胎心率；④胎位。

（2）必查项目：①产科超声检查；②NST 检查（每周 1 次）。

（3）备查项目：宫颈检查及 Bishop 评分。

问题 43　你会计算预产期吗？

预产期，即孕妇预计生产的日期。预产期一般从末次月经的第一天算起，孕期 40 周，按 280 天计算。通常可通过以下几个方法推算预产期。

1. 根据末次月经推算

末次月经日期的月份加 9 或减 3，为预产期月份数；天数加 7，为预产期日。例如：末次月经是 2021 年 2 月 1 日，月份为 2 + 9 = 11 月，日期为 1 + 7 = 8 日，预产期则为 2021 年 11 月 8 日；末次月经是 2020 年 4 月 15 日，月份为 4 - 3 = 1 月，日期为 15 + 7 = 22 日，预产期则为 2021 年 1 月 22 日；若只记得末次月经的农历日期，则可先将其转换成阳历日期再进行推算。

2. 根据胎动日期计算

如果记不清末次月经日期，可以依据胎动日期来进行推算，一般胎动开始于怀孕后的 18 ~ 20 周。

3. 根据基础体温曲线计算

基础体温可以反映排卵日，排卵前的基础体温较低，约在 36.4 ~ 36.6 ℃，低于 37 ℃，排卵时体温会稍稍下降，排卵后体温会上升 0.3 ~ 0.5 ℃，以此推断排卵日期后，向前推 14 天为末次月经日期，即可使用上述末次月经推断预产期的方法进行推算。

4. 根据 B 超检查推算

通过 B 超可测得胎头双顶径、股骨长度，即可估算出胎龄，并推算出预产期，具体数值可参考表 3 - 1。

表3－1 不同孕周胎儿双顶径及股骨长度

孕周	双顶径的平均值(cm)	股骨长度平均值(cm)
13周	2.52±0.25	1.17±0.31
14周	2.83±0.57	1.38±0.48
15周	3.23±0.51	1.74±0.58
16周	3.62±0.58	2.10±0.51
17周	3.97±0.44	2.52±0.44
18周	4.25±0.53	2.71±0.46
19周	4.52±0.53	3.03±0.50
20周	4.88±0.58	3.35±0.47
21周	5.22±0.42	3.64±0.40
22周	5.45±0.57	3.82±0.47
23周	5.80±0.44	4.21±0.41
24周	6.05±0.50	4.36±0.51
25周	6.39±0.70	4.65±0.42
26周	6.68±0.61	4.87±0.41
27周	6.98±0.57	5.10±0.41
28周	7.24±0.65	5.35±0.55
29周	7.50±0.65	5.61±0.44
30周	7.83±0.62	5.77±0.47
31周	8.06±0.60	6.03±0.38
32周	8.17±0.65	6.43±0.49
33周	8.50±0.47	6.52±0.46
34周	8.61±0.63	6.62±0.43
35周	8.70±0.55	6.71±0.45

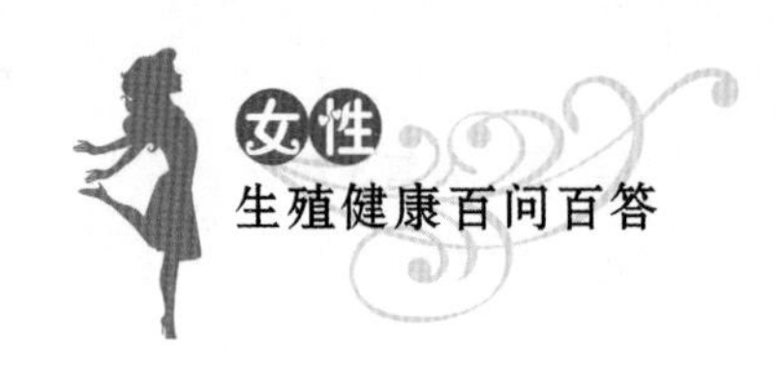

续表 3-1

孕周	双顶径的平均值(cm)	股骨长度平均值(cm)
36 周	8.81 ±0.57	6.95 ±0.47
37 周	9.00 ±0.63	7.10 ±0.52
38 周	9.08 ±0.59	7.20 ±0.43
39 周	9.21 ±0.59	7.34 ±0.53
40 周	9.28 ±0.50	7.40 ±0.53

5. 根据子宫底高度推算

妊娠 12 周末,子宫底高度应在耻骨联合上 2 ~3 横指。

妊娠 16 周末,子宫底位于肚脐与耻骨之间。

妊娠 20 周末,子宫底位于脐下 1 横指。

妊娠 24 周末,子宫底位于脐上 1 横指。

妊娠 28 周末,子宫底位于脐上 3 横指。

妊娠 32 周末,子宫底位于肚脐与剑突之间。

妊娠 36 周末,子宫底位于剑突下 2 横指。

妊娠 40 周末,子宫底位于肚脐与剑突之间或略高。

预产期为预估的分娩日期,通常推测的预产期与实际预产期有 1 ~2 周的出入是正常的。若提前 3 周及以上,为早产;若推后 2 周以上为过期产,应及时住院观察。

问题 44 你知道古代的“逐月养胎法”吗?

北齐医家徐之才曾总结了一套养胎方法,即“逐月养胎法”,一直指导并运用于临床,对现代也有参考意义。

1. 妊娠一月养胎注意事项

“妊娠一月名胎胚,饮食精熟,酸羹受御,宜食大麦,毋食腥辛……妊娠一月,足厥阴脉养……寝必安静,无令恐畏。”

妊娠早孕多有呕吐、厌食等早孕反应，酸能开胃，大麦亦能和胃消积，均能提高食欲。腥辛之物禁止食用，一则腥辛燥热，积热内生，妨碍受精卵着床；二则腥辛之物，易激发胃气上逆，诱发或加重早孕反应。同时还需注意居住环境的安静，避免嘈杂噪音的打扰，勿使孕妇受到惊恐和安全威胁。

2. 妊娠二月养胎注意事项

“妊娠二月名始膏，无食辛臊，居必静处……妊娠二月，足少阳脉养……胆主精，二月之时，儿精成于胞里，当慎护勿惊动也。”

孕二月应禁食辛燥，此阶段是流产的高发期，故而要保证居住环境的安静。孕二月为胆经所养，要保护孕妇安全，莫让孕妇受到惊吓。

3. 妊娠三月养胎注意事项

“妊娠三月名始胎，当此之时，未有定仪，见物而化……欲子美好，数视璧玉，欲子贤良，端坐清虚……妊娠三月……手心主内属于心。毋悲哀思虑惊动。”

孕三月时要求孕妇静心养志，怡养情操，多观美、善之物，多处美景之境，始终保持心情愉悦、恬淡虚无，不能受到惊、恐、忧、思、郁、怒等不良情绪的刺激，这也是中医胎教的内涵。

4. 妊娠四月养胎注意事项

“妊娠四月，始受水精，以成血脉，食宜稻粳，羹宜鱼雁，是谓盛血气，以通耳目，而行经络。妊娠四月……手少阳内输三焦，四月之时，儿六腑顺成，当静形体，和心志，节饮食。”

孕四月胎儿的血脉已经贯通，可多吃些粳米，喝些羹汤以充足气血，使耳目通、经络利。此阶段三焦经滋养胎儿，五脏六腑初具形状，孕妇应多休息、少劳作，调和心志，调节饮食。

5. 妊娠五月养胎注意事项

“妊娠五月，始受火精，以成其气，卧必晏起，沐浴浣衣，深其居处，浓其衣服，朝吸天光，以避寒殃，其食稻麦，其羹牛羊，以和茱萸，调以五味，是谓养气，以定五脏。妊娠五月……足太阴内输于脾，五月之时，儿四肢皆成，毋

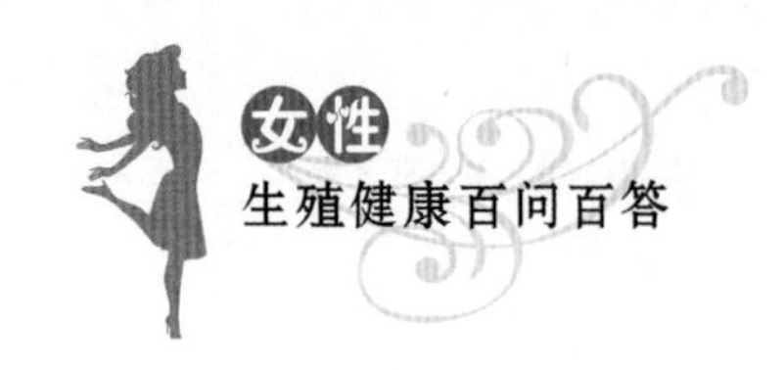

太饥，毋甚饱，毋食干燥，毋自炙热，毋太劳倦。”

孕五月，孕妇更衣、洗澡后要注意保暖，多晒太阳，避开风寒。多食米面之物，多喝牛、羊肉羹汤，保证气血充足，五脏调和。此时脾经滋养胎儿，胎儿四肢已基本发育，孕妇不可过饥过饱，勿食燥热之品，勿太过劳累。

6. 妊娠六月养胎注意事项

“妊娠六月，始受金精，以成其筋，身欲微劳，无得静处，出游于野，数观走犬，及视走马，食宜鸷鸟猛兽之肉，是谓变腠理，纫筋以养其力，以坚背膂。妊娠六月……足阳明内属于胃，主其口目，六月之时，儿口目皆成，调五味，食甘美，毋太饱。”

孕六月是胎儿筋脉生长之期，孕妇应适当外出活动，不可静卧太久。多游览、观看自然景色，多食动物之肉。此时为胃经滋养胎儿，口目基本已成，饮食甘鲜美味，不宜过饱。

7. 妊娠七月养胎注意事项

“妊娠七月，始受木精，以成其骨，劳身摇肢，无使定止，动作屈伸，以运血气，居处必燥，饮食避寒，常食稻粳，以密腠理，是谓养骨而齿坚。妊娠七月……手太阴内属于肺，主皮毛，七月之时，儿皮毛已成，无大言，无号哭，无薄衣，无洗浴，无寒饮。”

怀孕七月可活动筋骨，舒展百脉，使气血流畅，促进盆腔血流，加强胎儿供养。此时为肺经所滋养，胎儿皮毛已成，此时不宜怒吼，勿要哭闹，适当加衣，忌食生冷。

8. 妊娠八月养胎注意事项

“妊娠八月，始生土精，以成肤革，和心静息，无使气极，是调密腠理，而光泽颜色。妊娠八月……手阳明内属于大肠，主九窍，八月之时，儿九窍皆成，无食燥物，无辄失食，无忍大起。”

孕八月是胎儿皮肤发育阶段，应宁心静神，心情平和，情绪稳定。此时胎儿九窍已成，不要进食过燥之品，定时饮食，勿过饥、过饱。

9. 妊娠九月养胎注意事项

“妊娠九月，始受石精，以成皮毛，六腑百节，莫不毕备，饮醴食甘，缓带自持而待之，是谓养毛发，致才力。妊娠九月……足少阴内属于肾，肾主续缕，九月之时，儿脉续缕皆成，无处湿冷，无着炙衣。”

孕九月胎儿五脏六腑和四肢百骸已成，孕妇衣着应宽松、舒适，心情放松，不要太过紧张，耐心等待分娩。胎前多热，衣着不可太厚，避免汗出过多。

10. 妊娠十月养胎注意事项

“妊娠十月，五脏俱备，六腑齐通，纳天地气于丹田，故使关节人神皆备，但俟时而生。”

孕十月，胎儿五脏六腑皆发育完善，形神具备，犹如瓜熟蒂落，水到渠成，随时准备分娩。

问题45 孕期保健知识你知道多少？

孕期保健是指从怀孕开始至分娩前这段时间的保健。怀孕期间女性的身体健康十分重要，因为这不仅关乎着孕妇自身的身体健康，而且关乎着胎儿的生长发育是否良好。做好这一时期的保健，对降低孕产期并发症、合并症及难产的发病率，降低孕产妇死亡率、围产儿死亡率和病残率有着十分重要的意义。

妊娠是一个正常生理过程，母体随胎儿发育需要，各系统发生着一系列适应性变化，属于生理现象。但在妊娠过程中，这种改变如果超出了生理范围或孕妇原本有病不能适应妊娠期改变，则孕妇和胎儿都可能随时出现病理情况。为保证孕妇和胎儿的健康，必须认真做好孕期保健。孕期保健要注意以下几个问题。

1. 合理营养

孕期合理营养对胎儿生长发育和改善母儿结局非常重要。妊娠以后，每日所吃的食物除了维持自身机体代谢所需要的营养物质外，还要供给体内胎儿生长发育所需。营养对母体与子代的近期和远期健康都将产生至关重要的影响。孕期营养不良不仅会造成流产、早产、难产、死胎等，也会对子代出生后的成长和代谢产生不利影响。

(1)孕期需要热能、蛋白质、碳水化合物、脂肪、维生素、无机盐、微量元素和膳食纤维的摄入:热能主要来源于主食,孕妇每日应该摄入主食200~450 g。孕中晚期胎儿生长加速,从妊娠中期开始每日增加蛋白质15 g。蛋白质的主要来源是动物性食品如蛋、肉和奶制品等。碳水化合物是提供能量的主要物质,孕中晚期应每日增加大约35 g的主食。长链不饱和脂肪酸对胎儿大脑和视网膜发育有帮助,所以,孕妇应适当多吃水产品尤其是深海鱼类、核桃等。维生素不足会增加胎儿畸形风险,因此,整个孕期都要增加维生素的摄入。

(2)孕早期饮食宜清淡,少食多餐:每日应至少摄入130 g碳水化合物,首选粮谷类,以避免因早孕反应碳水化合物摄入不足对胎儿早期脑发育造成不良影响。孕早期宜多食富含叶酸的食物,如动物肝脏、绿叶蔬菜及豆类,并每日额外补充叶酸0.4~0.8 mg,以预防或减少先天性神经管畸形。同时戒烟、禁酒,以防止胎儿宫内发育不良和神经系统发育异常。

(3)孕中晚期适当增加鱼、禽、蛋、肉等优质蛋白的来源:鱼类尤其是深海鱼类含较多二十二碳六烯酸(DHA),对胎儿大脑和视网膜发育有益。每日应至少摄入250~500 g奶制品,补充600 mg钙。坚持用加碘盐并摄入含碘丰富的海产品如海带、紫菜等。增加铁的摄入,可吃红肉、动物内脏等。

(4)孕期要始终保证营养充足:饮食宜清淡、富于营养且易消化。勿过饥过饱、过寒过热,以免损伤脾胃。更勿饮食偏嗜,以免营养不全。忌食辛热、苦寒、滑利峻泻之品。

2. 劳逸有度

孕期不适宜剧烈运动和从事负担过重的体力劳动,也不宜过于安逸。缺乏适当的运动,尤其是长期卧床,对胎儿和分娩均不利。《产孕集》记载:“凡妊娠,起居饮食,唯以和平为上,不可太逸,逸则气滞,不可太劳,劳则气衰。”因此,孕期应适当的活动,尤其妊娠中期以后更要注意。

3. 慎戒房事

《叶氏女科证治》提出:“保胎以绝欲为第一要策,若不知慎戒,而触犯房事，三月以前，多犯暗产，三月以后，常致胎动小产。”因此，孕期必须谨慎房事，尤其是孕早期的3个月和孕晚期的3个月，应避免房事，以防流产或早产。如有流产史，尤其是反复自然流产史，整个孕期均应禁房事。

4. 定期产检

定期产检是保障母婴健康的重要措施。监测胎儿发育、宫内生长环境和孕妇身体状况，进行产前教育及咨询，提高妊娠质量，减少出生缺陷患儿。定期产检可以及时发现妊娠合并症、胎儿发育异常或畸形，并适时纠正异常胎位及指导孕妇乳房护理等。

5. 用药宜慎

用药需谨遵“治病与安胎并举”的原则。避免使用可能影响胎儿正常发育的药物，权衡利弊，不可偏废。如若患病，用药需谨慎，不可滥用和盲目使用，应在有经验的专科医生指导下正确用药。

6. 调和情志

加强孕妇精神关怀，普及妊娠分娩常识，减轻孕妇的紧张恐惧情绪，让孕妇孕期始终保持健康心理，解除精神压力，预防妊娠期及产后心理问题的发生。

7. 注意胎教

胎儿是人生之始，孕妇的情绪、心态、言行等对胎儿均有影响。《叶氏女科证治》提出：“胎前静养，乃第一妙法。不较是非，则气不伤矣。不争得失，则神不劳矣。心不嫉妒，则血自充矣。情无淫荡，则精自足矣。安闲宁静，即是胎教。”因此，孕妇要调节情志，保持精神愉快，心情舒畅，言行端正，以感化教育胎儿，使其智能健康发育，以达到优生优育的目的。

8. 体重管理

妊娠期应当补充充足的营养，但要避免营养过剩，因此需监测孕妇体重的变化。较理想的增长速度是妊娠早期1～2 kg；孕中期或孕晚期，每周增长0.3～0.5 kg（肥胖者每周增长0.3 kg），总增长10～12 kg（肥胖者增长7～9 kg）。

9. 衣着宽松

妊娠期孕妇穿衣应以宽松舒适为主，尤其贴身内衣裤，应舒适柔软，有利于气血循环，有助于胎儿发育；以穿软底、防滑的平底鞋为宜，防止摔倒。尤其孕晚期有下肢肿胀时，孕妇更应穿宽松衣裤和鞋袜。同时，衣着应厚薄适宜，外避风寒，谨防感冒。

10. 外阴清洁

孕期孕妇会分泌大量的孕激素，导致外阴潮湿，特别是随着妊娠月份的增加，压迫膀胱后会出现尿频的症状，此期更应该每日温水清洗外阴，以避免造成盆腔感染。

问题46 孕期哪些药物不能用？

药物的种类很多，药物不但会作用于孕妇自身，还会通过胎盘直接进入胎儿体内，也可以通过母体代谢间接地影响胎儿。药物的影响程度，取决于药物的性质、药物的剂量、服用时间的长短、药物毒性的强弱、胎盘的通透性以及胎儿自身对药物的敏感性等因素。有些药物虽然对母体的危害性不大，但对胎儿却有损害。所以，孕期用药要尤其慎重。

1. 妊娠期禁用的中药

(1) 活血破气类：桃仁、红花、三棱、莪术、泽兰、苏木、刘寄奴、益母草、牛膝、水蛭、虻虫、乳香、没药等。此类药物多有活血化瘀、破气散气的作用，易致胎漏、胎动不安。

(2) 滑利攻下类：滑石、冬葵子、甘遂、大戟、芫花、巴豆、牵牛子、木通等。此类药物多有通利小便、泻下通腑的作用，有伤阴耗气、下气之弊，易致堕胎、小产。

(3) 大辛大热类：附子、肉桂、川乌、草乌等。此类药物辛热而燥，辛热走窜，有迫血妄行之虑，且多有不同程度的毒性，有堕胎之弊。

(4) 芳香渗湿类：如麝香、草果、丁香、降香等。此类药物多辛温香燥，有散气耗气的作用,易迫胎外出。

(5)*有毒之品*:如水银、朱砂之类,有直接伤胎、腐胎的作用,当严禁使用。

2. 妊娠期禁用的西药

(1)*镇吐药*:怀孕早期的反应性呕吐,如服用镇吐药也有致畸的危险。这类药包括异丙嗪、氯丙嗪、三氟拉嗪、美克洛嗪等,可致胎儿心脏发育受阻而患先天性心脏病。

(2)*解热镇痛药*:可致胎儿软骨发育不全、脑积水、畸形足、先天性心脏病、智商和注意力较同龄人低,同时胎儿的神经系统和肾脏也会受到影响。此类药包括阿司匹林、安乃近、非那西丁,以及含有此类成分的复方制剂。

(3)*抗生素类药*:如四环素可致胎儿畸形、牙齿变黄,还能引起先天性白内障、长骨发育不全。链霉素和卡那霉素可致先天性耳聋、肾脏受损。氯霉素可致胎儿骨髓机能受抑制及新生儿肺出血。

(4)*抗肿瘤药*:如甲氨蝶呤、白消安、6-巯基嘌呤和环磷酰胺可致胎儿颅骨骨化不全、腭裂、脑积水、指(趾)畸形。另有报道称,儿童应慎服氟哌酸,因其会影响儿童的骨骼生长。

如果患者原有疾病,妊娠前应进行治疗,尽量待病情稳定后再妊娠,避免妊娠期用药。受精后1周内,受精卵尚未种植于子宫内膜,一般不受母体用药的影响。受精后8~14天,受精卵刚种植于子宫内膜,胚层尚未分化或分化程度不高,以细胞分裂为主,故对药物高度敏感,可能造成胚胎死亡而发生极早期流产。受精后3~12周是胚胎发育的重要阶段,各器官高度分化、迅速发育,细胞快速分化增殖,易受到干扰与抑制,因此对药物的敏感性极高,用药不当可能导致流产、先天畸形或永久缺陷。12周以后,以生长和功能发育为主,对药物敏感性降低,又称"低敏感期",但仍有部分器官在发育,如泌尿生殖系统尚未分化完全,牙齿、神经系统的发育贯穿于整个妊娠阶段,所以仍有一些结构对药物敏感。因此,妊娠期尽量不用药,尤其是12周内避免用药,必须用药时应在有经验的专科医生指导下使用相对安全的药物。

问题47 孕期应如何胎教？

所谓胎教，主要是指孕妇在怀孕期间，除重视身体的保健外，还要重视外界环境对孕妇的影响。通过各种有利的外界条件对孕妇眼、耳、口、鼻等感觉器官的刺激所产生的孕妇大脑的思维和心理活动，对胎儿发生作用，使胎儿得到正常的良好发育。

受过胎教的宝宝音乐敏感度高，发音早，心理行为健康，精细运动发育好，动作敏捷协调，感应能力强，易养成良好的生活规律。既然胎教对于优生优育有着重要意义，那么下面介绍几种胎教方法。

1. 情绪胎教

情绪胎教是通过对孕妇的情绪进行调节，使之忘掉烦恼和忧虑，创造清新的氛围及和谐的心境，通过妈妈的神经递质作用，促使胎儿的大脑得以良好的发育。孕妇情绪平稳，态度谦和，有助于胎儿身心健康，孕育优质宝宝。

2. 营养胎教

营养胎教是指根据妊娠早、中、晚三期胎儿发育的特点，合理指导孕妇摄取食物中的营养素即蛋白质、脂肪、碳水化合物、矿物质、维生素、水、纤维素，以食补、食疗的方法来防止孕期疾病。胎儿的生长发育需要母体供给，孕妇饮区性食均衡、丰富、规律，对于胎儿和自身健康至关重要。所以，孕妇宜饮食规律，营养均衡，进食科学，胎母互益。

3. 音乐胎教

音乐胎教是以音乐的方式促进胎儿健康成长的综合性方法，包含有聆听、律动、冥想、歌唱等不同的形式。按照孕周期，合理安排音乐胎教课程，科学进行音乐胎教，有助于孕妇和胎儿之间的情感沟通，既起到了改善情绪的医疗作用，又起到了陶冶情操、美化心灵的美育作用。孕妇在孕期生理和心理都会发生一系列变化，悦耳动听、轻松舒缓的音乐可以使孕妇保持心情欢愉，也能促进胎儿身心、音乐兴趣和天赋的培养。

4. 抚摸胎教

抚摸胎教是指有意识、有规律、有计划地抚摸，以刺激胎儿感官的方法。孕妇每晚睡前解完小便，平卧床上，放松腹部，双手由上至下、从右向左轻轻抚摩胎儿，就像触碰心爱之物般轻柔有爱，每次持续 5～10 分钟。医学研究表明，胎儿体内绝大部分细胞已具有接受信息的能力，可通过触觉神经来感受体外的刺激，且反应渐渐灵敏。婴幼儿天性需要爱抚，胎儿受到生身父母双手轻柔地抚摸后，条件反射地激发了胎儿活动的积极性，形成良好的触觉刺激。通过反射性躯体蠕动，既促进了胎儿运动发育，又促进了大脑功能的协调发育，还使得一家人处于其乐融融的温暖氛围，增进了家庭和睦度和幸福指数。

5. 交流胎教

交流胎教是指谦和得体、文明有礼地同腹中胎儿进行有目的对话，给胎儿期的大脑新皮质植入最初的语言印记，为后天的学习打下基础的胎教方法。言语得体地同宝宝进行日常交流，主要包括问候、赞美、讲故事、分享趣事、沟通内心等。例如，晨起跟宝宝说早上好。当天气变化时，为其描述各种天气的变化，分享自然规律的奇妙之处。读书时，每每遇到心旷神怡或感受颇深之处，都可以用自己的方式对其生动讲述或分享相关文字信息，情感丰富，情节有趣。当情绪安定平和时，与宝宝进行情感沟通，感谢他（她）的到来给予自己乃至整个家庭的温暖与喜悦，愿其在爱意浓浓的氛围里快乐成长。

6. 感官胎教

感官胎教是指胎儿通过各个感觉器官直接或间接接触事物获得经验从而产生智慧的胎教方法。为了促进胎儿的感官发育，对胎儿进行适度的良性感官刺激是使其拥有更多智慧的重要手段。因此，孕妇应多接触满足五官的良性刺激，观看湛蓝的天空、皎洁的明月，倾听悦耳的溪流声、动听的鸟鸣声，嗅嗅芬芳的花香，品尝美味的良品佳肴等，均对胎儿的感官发育有很好的促进作用，且含氧量充足的空气对胎儿脑部的发育也大有益处。

问题48 什么是早孕反应？如何调护？

早孕反应是指在停经6周左右出现的畏寒、头晕、流涎、乏力、嗜睡、食欲缺乏、喜食酸物、厌恶油腻、恶心、晨起呕吐等症状，部分患者可有情绪改变，一般为早期妊娠的一种生理性反应。早孕反应一般不重，多在停经4～6周出现，8～10周达高峰，妊娠12周后自然消失。

1. 正常早孕反应

一般情况下孕早期呕吐是正常的，多数孕妈妈会在停经的四十余天出现恶心、呕吐的情况，通过少食多餐、多喝温水、不吃油腻辛辣刺激的食物或者是口服维生素 B_6，症状都会得以缓解。如果呕吐可以缓解或者在怀孕3个月后逐渐消失，则属于正常生理现象，不用担心会给胎儿造成不良影响，要放松心情。如果心理压力过大，妊娠反应可能会更加严重。

2. 妊娠剧烈呕吐

妊娠剧烈呕吐是指一些孕妇在怀孕早期出现的严重持续的恶心、呕吐，并引起脱水、酮症甚至酸中毒。中医将孕早期出现的恶心、呕吐、头晕、厌食等称之为“妊娠恶阻”，认为是孕期冲气上逆、胃失和降导致的，常用健脾和胃、降逆止呕的中药调理。如果孕早期呕吐十分严重，食入即吐甚至体重下降，严重者出现脱水的情况，就必须去医院进行治疗了。

3. 缓解孕吐的方法

（1）少食多餐：可以少量多次进食，每次可以少吃一点想吃的食物，多吃几次。

（2）饮食清淡：有的准妈妈喜欢吃酸的，有的喜欢吃辣的，因此要根据准妈妈的口味，选择烹调方法。尽量不要吃太咸、太油腻或有特殊气味的食物，所以烹调以炒、炖和清蒸为主。

（3）饮食多样：准妈妈每天要保证各类食物的摄入量和比例适当，所以最好每天三餐的食物品种不同，每周的食物品种也不重复，这样才能均衡营养。

（4）易于消化：动物性食物中的鱼、鸡、蛋、奶，豆类食物中的豆腐、豆浆，均便于消化吸收，并含有丰富的优质蛋白质，味道鲜美，准妈妈可经常选用。大米粥、小米粥、烤面包、馒头、饼干、甘薯易消化吸收，含糖分高，能提高血糖含量，改善准妈妈因呕吐引起的酸中毒。

（5）正确喝水：尽量把喝水的时间安排在两餐之间，不要一次喝得太多，否则胃胀会没有食欲。正确的方法是少量多次，喝温热的水；喝水时可加些苹果汁、蜂蜜，或者吃些苹果酱；另外，可以吃些烤面包、烤馒头、干馍片、饼干等食品，以缓解呕吐。

问题49 你怀孕时的激素在正常范围吗？

卵子受精标志着妊娠的开始。随着卵子受精，月经黄体转变为妊娠黄体，产生大量孕激素，对妊娠期子宫内膜、子宫肌层、乳腺等母体的生理变化起重要作用。胎盘是胎儿与母体气血交换的重要器官，要完成气体交换、营养物质供应和排出胎儿代谢产物的“任务”。由胎盘合体滋养细胞合成的人绒毛膜促性腺激素对维持妊娠起着重要作用。所以，激素的测定是产检的一项重要内容。特别是孕早期测定人绒毛膜促性腺激素和孕激素水平，对于判断胚胎、胎盘及黄体功能具有重要作用。

1. 人绒毛膜促性腺激素

人绒毛膜促性腺激素是胚胎植入后胎盘分泌的一种激素，是反映胚胎着床及发育情况的最主要激素，在受精卵着床后1日即可自母血中测出。妊娠8～10周达高峰，以后迅速下降，产后两周内消失。人绒毛膜促性腺激素的作用如下。

（1）人绒毛膜促性腺激素能维持月经黄体寿命，使月经黄体增大成为妊娠黄体，刺激雄激素转化为雌激素，刺激孕激素分泌以维持妊娠。

（2）人绒毛膜促性腺激素能吸附于滋养细胞表面，以免胚胎滋养层被母体淋巴细胞攻击；能调控其他妊娠相关激素的分泌，是维持妊娠极为重要的一种激素。

2. 孕激素

孕激素是由卵巢分泌的一种类固醇激素，是维持妊娠所必需的重要激素。怀孕后最初的 8 周，支持胚胎发育的孕激素由黄体产生；7 ~ 9 周逐渐过渡至由胎盘产生；10 ~ 11 周胎盘产生的孕酮明显增加，这时胎盘的滋养细胞接替黄体产生孕激素并维持妊娠。孕酮的作用如下。

(1)孕酮有免疫保护、抑制免疫反应的作用。当女性正常妊娠时，孕酮增加，能防止胚胎被母体排斥而维持妊娠。如果孕酮不足，胚胎可能被母体排斥而流产。

(2)排卵后，在黄体分泌的孕激素的作用下，子宫内膜由增殖期转化为分泌期，使子宫内膜对胚胎着床具有容受性。蜕膜细胞由内膜间质细胞转化而来，含有糖原颗粒，供给胚胎营养。

(3)孕酮可以降低子宫肌的兴奋性和传导性，并降低子宫肌对各种刺激(包括缩宫素)的敏感性，从而防止子宫将胚胎排出，起到保胎的作用。

(4)排卵后，孕激素可促使宫颈黏液变稠厚，宫颈口闭合，防止外来异物进入宫腔，干扰胚胎着床。

(5)与雌激素的共同作用下，孕激素可促使乳房充分发育，为产乳做准备。

3. 孕期人绒毛膜促性腺激素和孕酮的正常参考范围

孕期人绒毛膜促性腺激素和孕酮的正常参考范围见表 3 – 2 和表 3 – 3。

表 3 – 2 孕期人绒毛膜促性腺激素的正常参考范围

妊娠周数	血清 HCG(U/L)
0.2 ~ 1 周	5 ~ 50
1 ~ 2 周	50 ~ 500
2 ~ 3 周	100 ~ 5000
3 ~ 4 周	500 ~ 10000
4 ~ 5 周	1000 ~ 50000
5 ~ 6 周	10000 ~ 100000
8 ~ 10 周	15000 ~ 200000
2 ~ 3 月	10000 ~ 100000

表3-3　孕期孕酮的正常参考范围

妊娠周数	孕酮值(nmol/L)
7周	52.7~100.1
8周	64.6~113.8
9~12周	78~159.2
13~16周	98.3~185.7
17~20周	153.8~241.2
21~24周	234.6~457.4
25~34周	403.4~626.2
35周以后	483.6~776.8

如果怀孕期间人绒毛膜促性腺激素和孕酮值偏低，将会影响胚胎及胎儿的正常发育，若未及时治疗，会导致胚胎发育停止，发生难免流产。因此，应按时测定血清人绒毛膜促性腺激素和孕酮值，及时预防和治疗先兆流产。

4. 提高人绒毛膜促性腺激素和孕酮水平的方法

怀孕初期，如果监测人绒毛膜促性腺激素和孕酮水平偏低，可以通过补充人绒毛膜促性腺激素和孕酮以达到保胎的目的。常用黄体酮胶囊、黄体酮针剂、地屈孕酮等孕激素制剂来纠正孕酮偏低的情况，一般用药至妊娠12周时可停药，用药期间要定期监测孕酮的水平，直到孕酮完全恢复正常，再减量停药，恢复正常的妊娠。如果监测人绒毛膜促性腺激素翻倍不好，甚至下降，孕酮值比较低，需及时去医院进行系统诊治。

中医学认为，怀孕后有腹痛、出血，多与肾虚冲任不固、气虚胎失所载、血虚胎失所养、血热损伤胎气、血瘀冲任瘀阻等有关。治疗以补肾固冲为大法。肾虚者，固肾安胎，用寿胎丸；气血虚弱者，益气养血，用胎元饮；血热者，滋阴清热，用保阴煎；血瘀者，活血安胎，用寿胎丸合桂枝茯苓丸治疗。一般经中西医结合及时保胎治疗，多能维持正常妊娠。

问题50 什么是流产？

妊娠不足28周、胎儿体重不足1000 g而终止者，称为流产。流产主要有以下类型。

1. 自然流产

自然流产主要表现为停经后阴道流血和腹痛。中医学认为，自然流产是因冲任损伤，胎元不固所致。辨证多属肾气不足，气血两虚。根据妊娠物排出情况，选用脱花煎、生化汤等化瘀下胎，以救其母。

2. 人工流产

人工流产是指妊娠3个月内用人工或药物的方法终止妊娠。常用方法有负压吸引人工流产术、钳刮人工流产术和药物流产。

3. 早期流产

早期流产，中医称堕胎，指发生在妊娠12周前的流产。发生在月经期前，受精卵尚未成功在子宫着床的称生化妊娠。早期流产者妊娠物排出前胚胎多已死亡。妊娠物及胚胎排出时阴道出血并伴有阵发性下腹部疼痛，待其完全排出后出血停止，腹痛逐渐消失。

4. 晚期流产

晚期流产，中医称小产，指发生在妊娠12周或之后的流产，临床表现与早期流产相似。

5. 先兆流产

先兆流产，中医称胎漏、胎动不安、妊娠腹痛，指妊娠小于28周出现阴道流血(色暗红或血性白带)，无妊娠物排出，随后出现阵发性的下腹疼痛或腰背疼痛。此时宫颈口未开，胎膜未破，子宫大小与停经周数相符，经休息或治疗后症状消失，可继续妊娠。先兆流产可选择中西医结合治疗，中医补肾安胎优选胎元饮、寿胎丸等。但若阴道流血量增多，下腹痛持续加重，可发展为难免流产。

6. 难免流产

难免流产，中医称胎殒难留，指流产不可避免。难免流产包括不全流产和完全流产，应及时到医院就诊。难免流产，表现为阴道流血量增多，阵发性下腹痛加剧，胎膜破裂后出现阴道流液，此时宫颈口已开，妇科检查宫颈口已扩张，有时可见胚胎组织或羊膜囊堵塞于宫颈口内。

7. 不全流产

不全流产，中医称胎堕不全。难免流产继续发展，部分妊娠物排出宫腔，还有部分残留于宫腔内或嵌顿于宫颈口处，或者是胎儿排出后胎盘滞留于宫腔内或嵌顿于宫颈口，影响子宫收缩，导致出血，甚至引起贫血或休克。一旦发生，应及时到医院就诊，尽早使胚胎和胎盘组织完全排出。

8. 完全流产

完全流产，中医称胎堕完全，指妊娠物已经全部排出，阴道流血和腹痛逐渐消失，宫颈口已关闭，子宫已恢复或接近正常大小。完全流产后，可服用生化颗粒等，促进子宫收缩，化瘀生新。

9. 稽留流产

稽留流产，又称过期流产，中医称胎死不下。胚胎或胎儿已在宫腔中死亡，但因宫颈口未开，未能及时排出体外，表现为早孕反应消失，时有时无的出血，子宫不再增大甚至缩小，质地不软，未闻及胎心。稽留流产会造成胚胎、胎盘组织机化或钙化，与宫腔严重粘连，清宫难度大，易发生感染，残留时间过久会引起弥散性血管内凝血，导致大出血，病情凶险，危及生命，一旦发生，应立即就医。

因妊娠停止，雌激素水平降低，子宫对缩宫素的敏感性下降，也容易导致出血，因此稽留流产较其他类型流产来说，病情更加凶险，无论是术前、术中或术后，都要警惕不可控的出血。

10. 复发性流产

复发性流产，又称习惯性流产，中医称滑胎，指连续发生3次及以上的流产。大多为早期流产，流产过程与一般流产相同。针对复发性流产，重点是要寻找病因，排除和治疗导致习惯性流产的疾病，如染色体异常、子宫肌瘤、纵隔子宫、黄体功能不全、宫颈功能不全等。通过染色体筛查，肌瘤、纵隔切除，补充黄体酮等对症治疗；宫颈功能不全者应在孕 12～14 周行宫颈环扎术，以预防流产的发生。中医学认为本病以虚证为主，治疗分为孕前、孕后两个阶段进行，重在补肾健脾、益气养血，方选泰山磐石饮、补肾育胎丸等，效果甚佳。治疗期间，患者应避免频繁怀孕，以免耗伤气血，经过 3～6 个月的调理，待身体恢复后，再做计划。一旦怀孕，立即保胎，保胎时间应超过以往流产（屡孕屡堕）时间，期间须卧床休息，严禁房事。

流产过程中，若出血时间过长，组织残留体内过久，可能引起宫腔感染，严重感染会扩展至盆腔、腹腔甚至全身，引发盆腔炎、腹膜炎、败血症及感染性休克等。

问题 51 先兆流产有哪些表现?

先兆流产的表现如下。

1. 停经

月经规律并且有性生活的女性一旦停经，要及时做妊娠试验。先兆流产患者有停经史，尿妊娠试验阳性或 HCG 值稍低于停经日正常值。先兆流产要注意和月经后期相鉴别。

2. 阴道出血

先兆流产首先出现的症状是阴道出血，一般出血量少，常为暗红色，或为血性白带，4～5 天，有时可达一周以上。

3. 腹痛、腰背痛

先兆流产出现阴道出血后数小时至数周，可伴有轻度下腹痛或腰背痛。妊娠 12 周以后，患者可感到阵发性腹痛。妇科检查可见宫颈口未开，无妊娠物排出，子宫大小与停经时间相符。若小腹痛位于某一侧，要和异位妊娠、阑尾炎相鉴别。

先兆流产患者需卧床休息，严禁性生活。同时应为患者营造一个有利于心情稳定、解除紧张气氛的环境，并注意及时就医。若阴道流血停止，腹痛消失，B 超证实胚胎存活，可继续妊娠。若临床症状加重，B 超发现胚胎发育不良，血 HCG 持续不升或下降，表明流产不可避免，应终止妊娠。孕早期应注意休息，避免过度劳累。孕早期 3 个月和孕晚期 3 个月应避免同房，尽量避免接触有毒、有害等物理和化学物质，以避免先兆流产的发生。

问题 52 如何预防自然流产和早产？

胚胎着床后自然流产的发生率为 31%，致使女性不得不终止妊娠。自然流产是妇产科的常见疾病，处理不及时可能会造成生殖道炎症、损伤，或因大出血危及孕妇生命。

妊娠满 28 周至不足 37 周间分娩者称为早产。早产儿各器官发育尚不健全，出生孕周越小，体重越轻，预后就越差。我国早产儿数占分娩总数的 5% ~15%，1 岁以内死亡的婴儿约 2/3 为早产儿。

流产和早产给女性带来了身体和心理两方面的伤害，许多经历过流产或早产的女性为此忧心忡忡，担心再次怀孕时还会流产或早产。她们最为关心的问题是“流产和早产可以预防吗?”实际上，绝大多数的流产和早产是可以预防的。

1. 自然流产的预防

(1)*辨清胎病与母病*：导致自然流产的原因分为胚胎因素和母体因素。早期流产常见的原因包括胚胎染色体异常与孕妇的内分泌异常、生殖器官畸形、生殖道感染、生殖道局部或全身免疫异常等；晚期流产多由宫颈功能不全、母儿血型不合等引起。所以，首先要区分是胎儿因素还是母体因素所致。若因胚胎自身问题所致的流产，保胎效果不理想，应适时终止妊娠；若因母体因素所致的自然流产，应积极进行保胎治疗。

(2)*保证充足营养*：胎儿的营养供给来源于母体，所以保证母体的营养

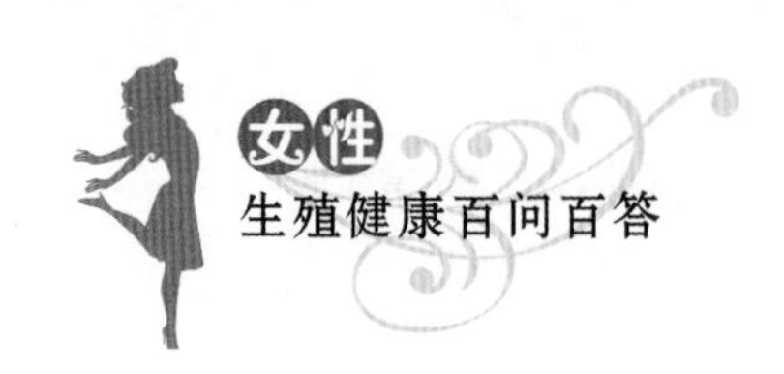

是胚胎正常发育的首要因素。每天米、面、肉、蛋、奶、蔬菜、水果等应全面摄入，保证营养均衡。本着清淡、易消化、高营养的原则，忌食生冷、辛辣刺激性食物，增加富含膳食纤维的食物摄入以保持大便通畅，戒烟禁酒。同时应避免接触有毒物质。

(3)避免过度运动：孕期要避免负重、远行、剧烈运动，更要避免撞击；勿疲劳过度，要保证充足的睡眠和体力，才能有效预防意外流产。

(4)谨慎房事：孕早期3个月和孕晚期3个月要禁止性生活，以免诱发子宫收缩，增加流产的风险。

(5)保持外阴清洁：孕期由于雌、孕激素水平较高，阴道分泌物多，如不注意外阴卫生，易导致阴道炎、盆腔炎。因此，孕妇要定期用温水清洗外阴，穿宽松衣裤，保持外阴干燥。如果患有阴道炎，应及时到医院就诊，不可随意用药，以免对胎儿产生影响。同时，怀孕前后应避免接触宠物，以免感染病原微生物，影响胎儿发育。

(6)避免不良情绪刺激：孕妇因体内激素水平变化而容易情绪激动，情绪激动时体内肾上腺素分泌过多，呼吸、心跳加快，血流加速，耗氧量增加，会导致脐带供血量相对减少，造成胎儿短暂缺氧。所以，孕妇要保持良好心态，乐观开朗，避免孕期烦躁，防止情绪波动。家属应给予孕妇充分的理解和关爱。

(7)做好孕前体检，孕后定期产检：尤其是以往有流产史的女性，孕前更应做全面检查，若发现有某方面的疾病，应先行治疗，待疾病治愈后再怀孕。怀孕后要定期去医院做产检，通过B超了解胎儿的发育情况，进行血HCG及孕激素的监测。如果出现阴道流血、腰酸、腹痛下坠等先兆流产的症状，应减少活动并及早保胎治疗。

(8)适龄怀孕，避免多次流产：女性最佳生育年龄为21～35岁。年龄过小会因身体发育不成熟容易流产，年龄过大会由于生殖功能减退、染色体易发生突变而造成流产。应在生育年龄有计划怀孕，避免因意外怀孕而多次行人工流产。若自然流产发生后，应间隔半年以上，待子宫完全复原和全身气血恢复后再怀孕。

2. 早产的预防

早产的主要表现是子宫收缩，最初为不规律宫缩，常伴有少许阴道流血或血性分泌物，后逐渐发展为规律宫缩，这一过程与足月临产相似。而生理性子宫收缩一般不规则、无痛感，且不伴有宫颈管缩短和宫口扩张等改变，两者应相鉴别。早产需早期预防。

（1）禁止房事：性生活会刺激子宫收缩，诱发分娩。所以，孕期的后3个月要禁止性生活。避免粗暴和不洁性生活，以免增加早产的风险。

（2）适度活动：孕期在保证睡眠充足的同时，应适当活动，保持气血通畅，以利于顺利分娩。有早产史的孕妇，应于前次早产时间前2～4周避免劳累，必要时卧床休息至预产期。如有先兆早产的症状，孕妇需卧床休息，并立即住院治疗。

（3）定期产检，查清早产原因：临产前还需完善各种检查，如骨盆的测量、胎方位的评估等，以便决定适合顺产还是剖宫产。查清早产原因并对症治疗。孕妇患有高血压、心脏病等病症，或存在胎位异常、胎儿畸形等情况，都有可能导致早产。如果是宫颈陈旧性纵裂，且伴有内口松弛者，应考虑宫颈修补术治疗。如果是宫口松弛患者，应考虑宫颈环扎术治疗。

（4）做好分娩准备及早产儿抢救：如果早产不能制止，应提早联系好分娩医院，因<32周的早产儿需要良好的新生儿救治条件，所以需要提前到有早产儿救治能力的医院进行分娩。为预防早产儿出现呼吸窘迫综合征，应该在分娩前24小时给予孕妇吸氧，以降低早产儿综合征的发生率。如果发现孕妇出现临产的症状，应该立即给予氧气吸入，肌注维生素K，降低新生儿颅内出血的发生率。早产儿出生后，应迅速清理呼吸道黏液，保持呼吸道通畅，同时注意给早产儿保暖。切莫因紧张匆忙，救治不及时，危及母婴的生命安全。

问题53 习惯性流产如何保胎？

早期习惯性流产常见的原因有胚胎染色体异常，母体免疫功能异常、黄

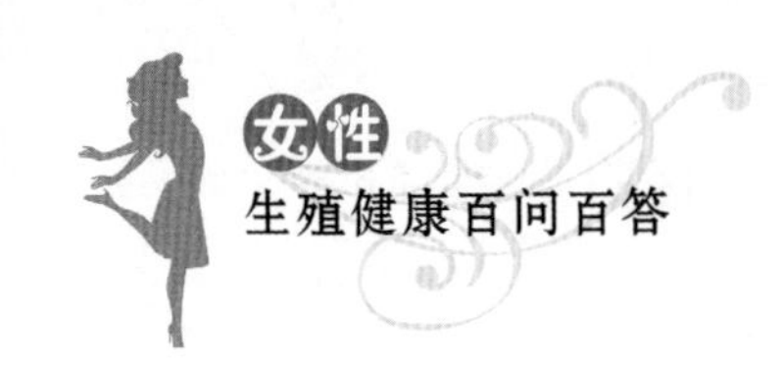

体功能不全、甲状腺功能低下等；晚期习惯性流产常见的原因为子宫解剖异常、自身免疫异常、血栓前状态等。中医学认为，本病的发病机制为肾虚，胎元不固；气血虚弱，冲任失养；瘀血阻滞，冲任损伤；胎元不健，不能成形，故而屡孕屡堕。西医多针对病因或补充孕激素治疗。中医本着“预防为主，防治结合”的原则，以“孕前重在调、孕后重在养”为主，按照“孕前预培其损，孕后补肾固冲”的治法，达到保胎安胎的目的。

1. 孕前重在调，以预培其损为主

(1) 筛查病因，对症治疗：对自然流产多次者，应进行全面检查，筛查病因，积极对症治疗导致习惯性流产的相关疾病。若甲状腺功能低下，应孕前及整个孕期补充甲状腺素；宫颈功能不全者应行宫颈环扎术；黄体功能不全者应补充孕激素至孕 12 周停药；抗磷脂综合征、系统性红斑狼疮、系统性血管炎、高半胱氨酸血症等风湿免疫系统疾病，孕前经专科治疗后再进行备孕，应避孕 1 年以上，同时调养母体，恢复气血。

(2) 调补脾肾，调理气血：中医学认为，肾主生殖，胞胎、胞脉维系于肾。若肾气亏虚，胎元不固，易致滑胎。气血为养胎之源，气血虚弱则胎失所养，也易致堕胎、小产。因此，孕前应以补肾固冲、调理气血为主。

(3) 调理月经，平衡阴阳：在流产后迅速恢复气血的基础上，顺应月经周期阴阳转换规律，先滋阴，后助阳，以平稳阴阳，促进卵巢功能恢复。食补与药补同时进行，用山药、党参、黄芪、当归、枸杞等炖肉滋补，恢复母体气血，为下次妊娠做好准备。

(4) 促卵备孕，补肾助孕：流产后调补达到一年以上者，趁月经周期排卵之际，促卵备孕。排卵之后，顺势补肾益气，助孕卵着床，以保证该次怀孕精盛血旺，为胎儿正常生长发育奠定基础。

2. 孕后重在养，以补肾固冲保胎为要

(1) 早期保胎治疗：习惯性流产患者在用中药补肾益气、促排卵之后，继续用补肾固冲中药以助孕卵着床。排卵之后的 14 天，开始监测血 HCG 值。一旦确诊怀孕，需早期保胎治疗。西医采用补充孕激素以优化孕卵着床环境；中医多用寿胎丸助孕卵着床、稳固胚胎。保胎时间须超过既往流产时间的1个月以上，尽可能住院中、西医联合保胎治疗。保持卧床休息状态，绝对禁止性生活，保持心情愉悦，保证饮食营养充足，避免熬夜、劳累、持重等。

(2)补肾固冲，使胎有所系：胞络系于肾，肾虚则胎多坠；多次流产又反复耗肾精、伤肾气，故补肾固冲为保胎第一要务，常选补肾固冲丸进行保胎治疗。

(3)益气养血，使胎有所养：胚胎发育需要气血濡养，气虚则胎失所载，血虚则胎失所养。因此，保证孕妇气血充足是治疗习惯性流产的关键所在。要保证孕妇营养均衡，每天米、面、肉、蛋、奶、蔬菜、水果等应全面摄入，不可偏食、挑食，以保证胎儿生长发育所需的营养。中药多用泰山磐石散益气养血、固冲安胎。

(4)滋阴清热，使胎无所扰：孕期气血多聚于子宫养胎育胎，孕妇身体相对孕前阴血不足，常出现阴虚阳亢身热不怕冷的状态。因此，孕期用药不可过温、过热，孕妇饮食不可辛辣香燥，不可过服温补之剂，不可情志过激以免化火积热。中药常用保阴煎清热凉血安胎。

通过中、西医联合，孕前调理，早期保胎治疗，孕后养胎，补肾固冲贯穿始终，结合安居处、调情志，给予高营养、多重视，一定能够起到保胎安胎的作用。

问题54 胚胎停止发育有哪些征兆？如何观察胎动？

胚胎停止发育前会有先兆流产的表现，如果能及时发现胚胎停止发育的先兆迹象，及时采取措施，就可能避免胚胎停止发育，挽救胎儿生命。因此，孕期应严密观察胎儿的生长发育情况，一旦发现胎儿生命存活迹象微弱，应立即进行抢救以保住胎儿生命。如果发现胚胎已停育，应立即促使死胎排出，以降低对母体的伤害。那么，胚胎停止发育有哪些征兆呢？如何观察胎动？

1. 胚胎停止发育的征兆

(1)妊娠反应消失：早孕反应是怀孕的最早表现，多在停经6周左右出

现,12 周左右自行消失。若孕早期妊娠反应逐渐消失,应立即做 B 超检查、测血 HCG 及孕酮值,如有 HCG 及孕酮值降低,B 超未见胎心,有胚胎停止发育的可能。

(2)阴道出血:胚胎停止发育早期可能无出血或有少量出血,如继续发展,可出现阴道大量流血,有或无胚胎组织物。此时,应立即行妇科检查和 B 超监测胎心,以确定是否因胚胎停止发育而难免流产。

(3)腹痛:可以无腹痛或轻微下腹疼痛、腰痛;胚胎停止发育继续发展,可以导致难免流产、不全流产,出现阵发性下腹部剧痛;完全流产表现为短期剧烈腹痛,胚胎组织完全排出后腹痛迅速缓解。

2. 注意观察胎动

(1)正常胎动:胎动是指胎儿躯体的活动,是胎儿存活的标志,是胎儿在孕妈妈肚子里健康成长的象征。初产妇常在妊娠 20 周左右自觉胎动。胎动随妊娠进展而逐渐增强,至妊娠 32 ~34 周达高峰,妊娠 38 周后逐渐减少。胎动夜间和下午较为活跃,常在胎儿睡眠周期消失,持续 20 ~40 分钟。妊娠 28 周以后,正常胎动次数≥10 次/2 小时。

(2)数胎动的方法:于每天早、中、晚固定时间各数 1 小时,每小时大于 3 次,反映胎儿情况良好。也可将早、中、晚 3 次胎动次数的和乘 4,即为 12 小时的胎动次数。如 12 小时的胎动次数达 30 次以上,反映胎儿情况良好。

(3)胎动的异常表现:胎动 12 小时少于 20 次,说明胎儿异常;胎动 12 小时少于 10 次,则提示胎儿宫内缺氧。胎动突然增多,是胎儿缺氧的早期表现。缺氧初期,胎动次数会增多,是因为缺氧,胎儿烦躁不安。当胎儿宫内缺氧继续加重时,胎动逐渐衰弱,次数减少,此时为胎儿危险的先兆。若此时不采取相应措施,胎儿会出现胎动消失,乃至胎心消失、心跳停止而死亡。此过程约持续 12 ~48 小时。因此,孕妇一旦发现胎动异常,决不可掉以轻心,应立即去医院治疗,常可转危为安。

问题 55 如何区分和应对假性宫缩与真正宫缩?

假性宫缩是子宫在为最终分娩做准备时的收紧和放松,并不是真正的分娩迹象。一般在妊娠中期就开始了，但在妊娠晚期更常见。每个孕妇都会经历假性宫缩，但不是每个孕妇都清楚那是什么感觉。在妊娠晚期，假性宫缩的频率和强度都会增加，经常会被误认为是真正的分娩宫缩。

1. 假性宫缩和真正宫缩的区别

（1）确定疼痛位置：是否感觉到腹部一阵一阵束紧？如果是的话可能是假性宫缩，真正的宫缩通常是从下背部开始并向前移动到腹部，或从腹部移动到下背部，常被描述为类似痛经。下背部的疼痛来来回回，骨盆感觉到压力，这通常才是真正的宫缩。

（2）评估疼痛：宫缩是不舒服还是很痛？每次宫缩的时候疼痛都会加剧吗？假性宫缩不会特别痛，也不会越来越痛、越来越密集，而真正的宫缩则会特别痛，也会越来越痛、越来越密集。

（3）宫缩的间隔时间：假性宫缩通常是没有规律的，两次宫缩的间隔时间也不是很短。真正的宫缩则是有规律的，而且间隔时间会越来越密集，从15～20分钟开始，逐渐增加到不到5分钟，持续15～30秒。

（4）改变位置：如果孕妇在坐着的时候感到宫缩，可尝试四处走走；如果正在走路或站着，请坐下来。假性宫缩通常会在改变姿势时停止，而真正的宫缩不会因为改变姿势而停止，而且通常在走路的时候会加剧。

（5）注意怀孕时间：如果还没有到37周，宫缩更有可能是假性宫缩。如果已经超过37周，并有其他迹象，如频繁排尿、有大便感、阴道点滴出血等，可能是真正的宫缩。37周前如果出现了真正的宫缩，可能是早产的征兆，孕妇要及时就医。

2. 应对假性宫缩的方法

（1）走一走：如果假性宫缩很不舒服，那就站起来走一走。适度的活动通常能够让假性宫缩消失。如果一直在散步，那就试着坐下来休息。

（2）放松身体：洗个澡或者休息一下，都可以帮助缓解假性宫缩。阅读、听音乐或者小睡也是有帮助的。如果宫缩期间还能睡着，那么这很可能就不是真正的宫缩。

（3）了解假性宫缩的触发器：假性宫缩是子宫为分娩做准备的健康运

动，是自然发生的，但也可能是做了某些活动触发的。运动后、过度疲劳或脱水时，可能会出现假性宫缩。了解触发因素，可以帮助孕妇更快、更好地识别假性宫缩。

3. 必须就医的情况

（1）*有临产迹象要就医*：如果每5分钟宫缩一次，持续1个多小时，或者羊水破了，要及时就医。如果不确定这些迹象是否存在，医生可以帮助你确定。假性宫缩很常见，特别是初产妇，不用担心提前去医院会让自己尴尬，这都是正常的经历。

（2）*有早产迹象要就医*：如果在36周前有任何分娩的迹象，要及时就医。在整个怀孕期间如果出现阴道出血，不是孕早期的着床性斑点出血，也要及时就医。

（3）*发现胎动减少要就医*：如果发现胎儿似乎比正常情况下胎动少了，要及时就医。到孕晚期，每个胎儿都有自己的胎动规律，如果一个活跃的宝宝突然胎动减少，就要尽快就医了。如果在两个小时内感觉不到至少6次胎动或者胎动明显变慢了，也应立即前往医院，不要等到第二天哦！

问题56 只是皮肤发痒，怎么就没有胎心了？

妊娠期肝内胆汁淤积症（ICP）主要发生在妊娠的中晚期，80%的病例出现在孕30周之后，主要的表现是皮肤瘙痒，实验室检查发现有血清胆汁酸升高。国外报道，本病的发病率为0.3%～15%，也就是说，发病率高的人群中，每6个孕妇就有1个会得ICP。

1. ICP的病因和发病机制

ICP的病因及发病机制等均尚未明确，目前考虑与以下因素有关。

（1）*遗传因素*：目前已经发现ICP有家族遗传性倾向，ICP在母亲或姐妹中的发生率明显增高。

（2）*激素因素*：ICP主要发生在妊娠晚期，可能的因素是妊娠晚期孕妇体内雌激素水平明显升高。双胎妊娠时的雌激素水平高于单胎妊娠。因此，双胎妊娠时，ICP 的发生率更高。亦有研究发现，孕激素与 ICP 的发病有关。

（3）环境因素：ICP 的发病有区域性。在我国的长江流域地区发病率较高，上海、重庆及成都等地的发病率在 3% ~7%。有研究发现，天气寒冷的时候，ICP 的发病率也会增高。

2. ICP 的表现

ICP 孕妇最主要的临床表现是瘙痒。瘙痒时由于搔抓，会留下皮肤抓痕。一般来说，孕妇在整个孕期不同程度瘙痒的发生率约为 23%。ICP 引起的瘙痒需要与其他各种疾病引起的瘙痒相鉴别。ICP 引起的瘙痒有以下特点：①瘙痒常为持续性，夜间尤其明显。②瘙痒主要部位为肚子、手掌、脚掌等部位。③一般不会有皮疹。当然，由于搔抓引起的皮肤抓痕除外。

3. ICP 对胎儿的危害

ICP 引起的严重瘙痒让人坐立不安、辗转反侧、夜不能寐、茶饭不思，说得严重一点，就是“痒不欲生”。尽管这种痒让人很难受，但是对孕妇来说，绝大多数的预后都是较好的，生产后该病可自然缓解。

不过 ICP 对于胎儿就没有这么仁慈了。由于孕妇血清胆汁酸浓度升高，胎盘绒毛膜表面可能会出现血管痉挛，甚至导致胎儿心律失常，从而引起胎儿一系列的并发症，如羊水污染、胎儿窘迫、早产，甚至死胎。总胆汁酸水平≥100 μmol/L 的孕妇发生死产的风险较高。但即使胆汁酸浓度较低，例如 <40 μmol/L，仍可能存在一定程度的风险；如果胆汁酸水平≥40 μmol/L，死产风险就会陡然增高。据统计，妊娠 37 周后的死产可归因于 ICP 发病率的约为 1.2%。而这种胎儿死亡可能是在毫无征兆的情况下发生的。

4. ICP 的诊断

妊娠中晚期无皮疹的新发瘙痒的孕妇是 ICP 的可疑人群，建议进行血清胆汁酸水平和肝转氨酶测定，以此来诊断。值得注意的是，瘙痒可以在实验室检查指标异常之前出现，也就是说，当孕妇出现瘙痒时，检查发现相应的血液指标是正常的话，并不能完全排除 ICP 的可能，必须密切随诊以及复查相关指标。

5. ICP 的药物治疗

对于 ICP 的治疗，主要目的在于缓解孕妇症状和预防胎儿出现并发症，甚至死亡。对于治疗药物的选择，推荐熊去氧胆酸（UDCA）作为 ICP 的一线用药。服药后，孕妇的瘙痒症状通常会在 1 ~2 周内减轻，生化指标的改善通常需要 3 ~4 周出现。对于不能服用 UDCA 或在最大剂量下仍有持续症状的患者，可以考虑使用替代药物，如 S – 腺苷蛋氨酸和胆甾胺，具体用药以医生指导为准。

6. ICP 的预防

定期产检：从 34 周开始，孕妈妈们每周都要做胎心监护，每天数胎动，还要定期做 B 超。如果胎动比平时明显减少，甚至 12 小时少于 10 次，就应该高度警惕了。特别是以下这些高危孕妇更需格外注意。①有慢性肝胆基础疾病的患者，如慢性病毒性肝炎、胆囊炎、胆囊结石等；②口服避孕药诱导的肝内胆汁淤积症者；③有 ICP 家族史者；④双胎妊娠；⑤前次妊娠有 ICP 病史，再次妊娠的复发率高达 90%；⑥人工授精孕妇，其 ICP 发病风险也会相对增加。

第4章

产后篇

问题57 产后应注意哪些问题？

产后恢复期如果饮食或者生活方式不当，会导致内分泌失调、子宫下垂等。所以，产妇如果在产褥期没有正确调养，不但会影响生殖系统的正常恢复，更有可能会让身体更加虚弱，为日后各种妇科疾病的发生留下祸根。

想要产后尽早恢复并保证分泌足量的乳汁，就要注意以下几个方面。

1. 产后常见误区

(1) *久卧少动*：有些人认为坐月子就是要整天躺在床上，不能下地走动。殊不知这样会导致产后恢复变慢，甚至引起血栓等并发症。一般来说，顺产的妈妈在产后24小时就可以坐起，并适当走动。剖宫产无合并症的妈妈，产后第二天可以试着在室内走动，如有合并症则要遵循医生要求，不可过早下床活动。走动的时候注意放慢速度，不可过度活动。

(2) *减肥瘦身*：一些爱美妈妈在产后着急减肥，于是采取了许多错误的方法，比如为减肥而节食、服用减肥药或减肥茶、运动过度等。若急于求成，不仅不利于减肥，还会使气血亏虚，影响产后身体的恢复和哺乳。

(3) *门窗紧闭*：产妇确实不宜被风直吹。因为产妇身体虚弱，容易出汗，腠理疏松，若被风直吹，除了容易患感冒之外，还会因风寒侵袭导致四肢关节游走性的疼痛。但是，将门窗紧闭的做法也不可取。房间应保持通风，让空气流动，以保持室内空气的新鲜。

2. 产后饮食

(1)忌食寒凉食物:产妇产后身体气血亏虚,应多食用温补食物,以利于气血恢复。若产后进食生冷或寒凉食物,易导致寒伤脾胃,引起消化吸收功能障碍,并且不利于恶露的排出。

(2)忌食辛辣食物:食用辛辣食品,如辣椒等,容易伤津、耗气、损血,加重气血虚弱,并容易导致便秘。且产妇产后气血虚弱,若进食辛辣类食物,可致发汗,不仅耗气,还会损伤津液。

(3)忌食过咸食物:过咸的食物,如腌制品,含盐分多,盐中的钠可引起水潴留,严重时会造成水肿。但也不可忌盐,因产后尿多、汗多,所以排出的盐分也增多,需补充一定量的盐来维持水、电解质的平衡。

(4)忌食油腻食物:产妇本身胃肠功能较弱,加上运动量又少,坚硬、油炸、油煎和肥厚味的食物不利于产妇消化、吸收,还会导致消化不良,特别是产后1~2周内,应该吃一些清淡的、容易消化又富有营养的食物。

3. 产后护理

(1)保持清洁:碍于传统坐月子不碰水的误区,有些产妇在身体清洁方面做得不够,这就非常容易引发感染。如果长期不洗澡、不洗头、不注意外阴清洁,皮肤、黏膜上积累的大量病菌会乘虚而入,引起毛囊炎、子宫内膜炎、乳腺炎、外阴及阴道炎症等,甚至会引发败血症等疾病。

(2)定时排尿、排便:产妇应在产后及时排尿、排便,这是产后恢复期的第一件事。一旦发生尿潴留,膨胀的膀胱可能影响子宫的收缩,不利于产后恢复。另外,有些产妇为了进补,只吃大鱼大肉,少吃蔬菜、水果,喝水少,也容易引起便秘。而便秘会因用力排便而影响会阴或剖宫产伤口的愈合。

4. 产后性生活

(1)禁房事:顺产的妈妈产后不能早于2个月同房,剖宫产的妈妈产后不能早于3个月同房,以防造成产道损伤或感染。

(2)避孕:产后的避孕比任何时候都要重要。所以,产后一定要做好避孕措施,以免因意外怀孕,行人工流产而再次损伤正在恢复的子宫。

问题58 如何坐好“月子”？

“坐月子”为我国民间俗语，是指产妇在产后一个月左右时间的休养和调养。产妇分娩结束后，由于分娩时的产伤与出血和产程中的用力耗气，产妇气血骤虚，需要休息调养，使产妇逐渐恢复到孕前状态。产后一个月，是产妇生殖系统恢复的重要时期，也是新生儿生长发育的关键时期。此时，产妇不仅要身体休息，而且要加强饮食调养；不仅要保证自己气血充足，而且也要保障新生儿所需的乳汁量。因此，产后一个月的休息和调养，对产妇和新生儿来说，都尤为重要。

当然，产后调养不仅是一个月，后续调养还需要100天。在西医学中，将从胎盘娩出至产妇生殖及全身恢复至正常状态所需的一段时间，称为产褥期，一般需要6~8周。在中医学上，将产后一个月称为“小满月”，产后百日称为“大满月”。

中医学非常重视产后调养。“坐月子”可以追溯至西汉《礼记内则》，将其称之为“月内”，距今已有两千多年的历史，为我国千年文明的传统习俗之一，也是中国养生保健的优势特色。南宋医学家陈自明是我国杰出的妇产科专家，他所著的《妇人大全良方》总结了前人诊治妇科的经验，堪称我国古代中医体系中对妇科诊治方法的集大成者，其中关于新产妇坐月子的方法记载详细，对后世产妇调养产生了深远的影响。参考古代产后调养理念，结合现代产后生理特点，总结出以下九点“坐月子”的观点和方法。

1. 避风寒

产后失血亡汗，腠理疏松，易使风邪乘虚而入，故要避风寒，注意保暖。避免当风受凉，避免坐到风扇、空调通风处乘凉吹风；勿久坐冰凉之地，勿久卧潮湿之榻；保持室内温度、湿度至舒适状态，调节室内温度到25~26℃、湿度为50%~60%。宜穿长袖、长裤、袜子，避免风、寒、湿邪侵袭头部、四肢及关节，谨防感冒。用温水洗手、洗脸。保持室内空气新鲜，定时通风。通风时，产妇需避风。

2. 适劳逸

产后首先要多休息，保证充足睡眠。产后24小时之内以卧床休息为主。24小时后可适当下床活动，但每次活动不要超过30分钟。适度的活动，有利于恶露的排出。勿久坐、久卧、久立、久行、久视。如《素问·宣明五气》言："久视伤血，久卧伤气，久坐伤肉，久立伤骨，久行伤筋，是谓五劳所伤。"

3. 强营养

产后气血虚弱，更需饮食营养补充。本着清淡、易消化、营养全面的原则，忌食寒凉生冷之物，多食温补之品。每天米、面、肉、蛋、奶、蔬菜、水果等应全面交替摄入，保证营养均衡。因产妇活动少，肠蠕动慢，加之腹肌及盆底肌松弛，容易便秘，应适当增加富含膳食纤维的食物摄入以保持大便通畅。新产一周，不可过于滋补，宜清淡、易消化，可一日多餐，少食多次。此时是产妇气血恢复的关键时期，切莫怕胖而节食减肥。素体虚弱或产后失血过多者，更应加强饮食营养，使生殖系统及全身得到气血滋养而快速恢复至孕前状态。

4. 畅情志

经历了分娩的疼痛与紧张后，产妇的心情会适当放松。但哺乳、育儿及产后不适等问题，常常会影响产妇的睡眠与饮食，导致产妇精神疲惫，易产生烦躁、焦虑、抑郁等负面情绪。所以，在此期间，家人应多关心产妇，帮助产妇，让其有充足的睡眠时间，帮助产妇快乐度过产褥期。产妇本人也应该自我调畅情志，保持乐观愉快心情。切忌暴怒或忧思，以免气结血滞，引起腹痛、缺乳或产后抑郁等病症。

5. 防感染

因分娩导致生殖道的产伤，子宫内膜尤其是胎盘附着处尚未修复，产后又有恶露排出，易发生上行感染如子宫内膜炎、盆腔炎等生殖系统炎症。所以，产褥期间应始终保持外阴、阴道清洁。可用温水清洗外阴，勤换卫生巾。若有外阴侧切者，更应该保持外阴及伤口的清洁，注意消毒和护理，以免感染。产褥期也应禁止性生活，以防感染。保持室内清洁，及时更换、丢弃产妇及新生儿的排泄用品,以防造成交叉感染。

6. 慎用眼

产后气血本虚,久视伤血,建议产妇适度用眼,不要长时间看书、看电视、看手机。阅读时也要保持距离适当、光线充足。不看悲伤、恐怖的内容,更不要长时间熬夜,以免影响休息。

7. 束腹带

产后使用收腹带对于产后松弛腹肌的生理恢复、形体保持有极好的帮助,还能预防内脏下垂和皮肤松弛,促使恶露排出,促进产道快速恢复。注意腹带需松紧适宜,以免太紧造成腹腔受压。

8. 缩盆底

女性分娩时,在激素影响下,阴道壁松弛,骨盆韧带变柔软,关节松弛,骨盆径线略有增加,从而利于胎儿顺利从产道娩出。分娩后应循序渐进进行盆底肌肉的锻炼,多做产妇健身操,反复提缩肛门、会阴肌肉,抬腿抬臀,活动四肢。但不宜剧烈运动,不宜久站持重,以免发生子宫脱垂、阴道壁膨出等。

9. 产后检查

产妇应于产后6周到医院做产后检查,产后检查包括妇科检查和全身检查。妇科检查主要观察生殖器官是否已恢复至孕前状态,宫腔是否有残留物。全身检查主要是测血压、脉搏,查血、尿常规,若有内、外科合并症或产科并发症等应及时治疗。

问题59 产后如何保证充足的乳汁?

1. 乳汁不足的原因

一般都是通过婴儿的状况来判断乳汁的分泌量是否充足:①每日满意的母乳喂养是8次左右;②婴儿每日排尿5~6次,排便2~4次;③婴儿体重增长及睡眠情况良好。反之，则是乳汁过少。

西医学认为，产后缺乳多因母体虚弱，乳腺发育不良；或妊娠反应过重，营养不良；或产时失血过多，脑垂体供血不足，垂体激素分泌受限；或生产时紧张过度，情志不畅，以致垂体泌乳素分泌不足；或使用雌激素、孕激素、多巴胺等影响乳汁分泌的药物；或内衣使用不当、哺乳方法错误等原因所致。另外，急性乳腺炎患者因神经－内分泌系统功能失调也可以反馈性地引起乳汁量的减少。

中医学认为，乳汁量少的机制有化源不足，无乳可下，以及肝郁气滞，乳络不通，乳汁不得下两个方面。化源不足主要因产时失血耗气；或者平素脾胃虚弱，导致气血生化不足，无以化乳；可表现为乳汁量少、清稀，乳房柔软，产妇神倦食少等。乳络不通多因平素性情抑郁，肝失条达，气血运行不畅，冲任经脉涩滞，阻碍乳汁运行，导致无乳可下；除乳汁量少外，还可表现为乳汁浓稠，乳房胀、硬、疼痛等症状。

2. 保证乳汁充足的方法

(1)保证充足营养：乳汁由气血所化生。脾胃为气血生化之源，饮食水谷量的多少决定了乳汁量的多少，故而加强饮食是保证乳汁充足的前提。如猪蹄汤、鲫鱼汤有着很好的催乳作用。

(2)保持良好情绪：产妇情绪不畅，肝气郁结，可导致气血不畅，阻碍乳汁运行，令乳汁不得出而涩少。所以，哺乳期保持舒畅愉悦的心情，有利于乳汁的分泌。

(3)保证足够睡眠：分娩时气血耗损，使产妇处以偏虚的状态，容易疲劳，充足的睡眠可帮助产妇恢复气血，也有利于乳汁的分泌。所以，家人要多照看婴儿，让产妇充分休息。

(4)正确哺乳方式：按需哺乳，哺乳时产妇及婴儿都要选择最舒适的体位，睡眠时母亲不应躺在床上为宝宝哺乳，也不应让宝宝含着乳头睡觉；若产妇患有严重的感染性疾病，应暂时停止为宝宝哺乳，忌用影响宝宝健康的药物。

(5)保持乳房清洁：产妇哺乳前后应洗手，用温水清洗乳房及乳头。发现乳房红肿、胀痛，应及时就医，以预防乳腺炎的发生。乳头轻微皲裂时可湿敷或局部涂抹乳汁，严重时应停止哺乳。

问题60 产后如何做好乳房护理？

正确、有效的乳房护理可以使产妇有足够的乳汁喂养婴儿。那么，如何进行有效的产后乳房护理，一直是很多产妇关注的重点。

1. 产后乳房护理的作用

（1）产后乳房护理可促进乳汁分泌，保证婴儿营养，增进母婴之间的感情。

（2）产后乳房护理可预防乳汁分泌不足，乳头皲裂、扁平等病症。

（3）产后乳房护理可促进乳房保健，达到美胸美体的作用，使产妇保持好身材。

（4）产后乳房护理可加速胸部的气血循环，从而带动全身气血，协助调节心率，增强肺活量。

（5）产后乳房护理可以促进子宫收缩，促使恶露排出，降低乳腺癌、卵巢癌的发病率。

2. 产后乳房的常规护理

（1）早接触、早吸吮：产妇分娩后30分钟内可让婴儿与产妇进行接触，让婴儿吸吮，熟悉母乳的味道。早吸吮可使产妇体内催乳素浓度达到最高，以促使子宫收缩，使产后子宫出血率降低。

（2）适合的哺乳姿势与方法：产妇可以根据自身情况选择最适合的哺乳方法。“坐式”与“环抱式”是最常见的喂养姿势。“坐式”指妈妈坐在有扶手的椅子上或后背有支撑的床上，用肘关节托住宝宝头部，用前臂托住宝宝身体。“环抱式”适合剖宫产术后早期。沿着妈妈的一侧，把宝宝置于靠垫上，将宝宝夹在腋下，妈妈用同侧手掌托住宝宝的颈部和肩部，用另一只手托起乳房喂奶。

（3）卫生护理：在进行正常哺乳后，用温水清洁乳头与乳晕，避免接触刺激性物品，禁止使用酒精、香皂之类的化学用品擦拭乳头，以免乳头发生干裂等。

3. 产后乳房特殊情况的护理

(1)乳汁分泌不足的护理:家人应多关心产妇,让产妇保持轻松愉悦的心情。保证产妇充足的睡眠,多摄入水分,食用滋补汤水。增加喂养次数,对乳房进行按摩,促使乳汁的分泌;也可使用中药进行催乳。

(2)乳腺炎的护理:一旦发生乳腺炎,需立即停止哺乳,用吸奶器将乳汁吸尽。为减轻疼痛,可托起乳房,控制活动。若乳房出现肿胀,需及时就医。早期,对肿胀部位可使用冰水冷敷,预防炎症发生扩散。当炎症发展到浸润期时,可改为热敷,同时服用抗生素控制感染。

怀孕期间即需要对乳房进行护理,可以通过按摩乳房,预防乳头凹陷、扁平。分娩后,需让产妇与婴儿早接触、早吸吮,指导产妇使用正确的哺乳姿势。当乳房出现异常现象时,应及时就医。

问题61 你了解母乳喂养的相关知识吗?

母乳是新生儿营养的最佳来源,是婴儿最理想的天然食品,尤其是产后7天分泌的初乳,含有较多的蛋白质和免疫球蛋白,是其他代乳品不能替代的。那么,哺乳时间多久合适呢?

1. 母乳喂养的时间

世界卫生组织已经将帮助母亲在产后1小时内开始哺乳、实施24小时母婴同室、坚持纯母乳喂养6个月、提倡母乳喂养两年以上等纳入促进母乳喂养的措施之中。一般产后半个小时就可以开始哺乳,母乳哺养时间至少6~10个月。新生儿哺乳一般每次5分钟就可以了,大约1个小时喂1次,而随着宝宝长大,每次哺乳的时间适当延长,一般为20~30分钟。

2. 母乳喂养的方法

哺乳前,产妇应用温开水清洁乳房及乳头,挤出少许乳汁,使乳头变软,以便于婴儿含吮乳头和大部分乳晕。

哺乳时，产妇及新生儿均应选择最舒适姿势，一手拇指放在乳房上方，余四指放在乳房下方，将乳头和大部分乳晕放入婴儿口中，用手扶托乳房，以防止乳房堵住婴儿鼻孔。让婴儿吸空一侧乳房后 ，再吸吮另一侧乳房。

哺乳后，挤少许乳汁涂在乳头和乳晕上，短暂暴露和干燥，加强乳房护理。每次哺乳后，应将婴儿抱起轻拍背部，排出胃内空气以防吐奶。

3. 母乳喂养的好处

（1）保证婴儿营养：母乳中含有最适合婴儿生长发育所需要的营养物质，对婴儿的智力发育、体格发展具有不可替代的作用。母乳中含有多种免疫因子，能够增强婴儿的抗感染能力、提高免疫力、减少疾病的发生。

（2）有助母体恢复：母乳喂养对母婴健康均有益。母乳喂养时宝宝的有效吸吮，可以促进催产素和泌乳素的分泌，催产素（缩宫素）不仅有利于子宫和阴道的收缩复旧、产后恶露的排出，而且能使产妇的身体尽快恢复至产前状态，降低母亲患乳腺癌、卵巢癌的风险。

（3）增加母婴感情：哺喂母乳对于婴儿的人格发展与母子关系的培养有极为密切的关系。哺乳的过程中，婴儿和母亲有皮肤与皮肤、眼与眼的接触，满足了婴儿对温暖、安全及爱的需求，母亲也享受到为人母的满足，孩子感受到了母亲的关心，有了安全感，这非常利于母婴间的感情交流。

（4）防止产妇肥胖：宝宝的充分吸吮，使得妈妈体内积蓄的能量得到了有效转移，更有利于控制体重。至于乳房下垂的问题并不是母乳喂养的错，不哺乳的妈妈，同样面临这个问题。通过正确的哺乳姿势、有效的产后康复锻炼，可以有效恢复皮肤弹性，继续保持乳房的美好形态。

（5）有避孕效果：宝宝的吸吮使妈妈产生丰富的泌乳素和缩宫素，能暂时抑制卵泡发育和排卵，达到短期避孕的效果。哺乳期间也会暂时月经停闭。但也有卵巢功能恢复早，有排卵而意外怀孕的。所以，即使正在哺乳期，也建议产妇们采取一些避孕措施。

4. 母乳喂养常见问题的处理

（1）乳胀：多因乳房过度充盈及乳腺管阻塞所致。可在哺乳前湿热敷3～5分钟，并按摩乳房，频繁哺乳，排空乳房。

(2)催乳:若出现乳汁不足,可鼓励产妇树立信心,指导哺乳方法,按需哺乳,适当调节饮食,多喝营养丰富的汤。

(3)退奶:产妇不能哺乳,应尽早退奶。最简单的退奶方法是停止哺乳。必要时可辅以药物,如生麦芽、芒硝、维生素 B_6 等。

(4)乳头皲裂:轻者可继续哺乳,哺乳前湿热敷 3 ~ 5 分钟,挤出少许乳汁,使乳晕变软,以利于新生儿含吮乳头和大部分乳晕;哺乳后,挤少许乳汁涂在乳头和乳晕上,短暂暴露和干燥,加强护理。皲裂严重者,应停止哺乳,可挤出或用吸奶器将乳汁吸出后喂给新生儿。

问题 62 产后如何食补?

由于分娩时的产伤与出血和产程中的用力耗气,产妇气血骤虚,全身气血的恢复及哺乳都需要营养补充。所以,产妇比一般人需要更多、更好的饮食营养补充。那么产后如何进行食补呢?产褥期产妇身体会发生不同变化,应该分时段进行调养。

1. 产后第一周

此阶段是胞宫排出恶露瘀血的时期,饮食不宜过于寒凉,应以温为主,防止寒邪阻滞导致胞宫气血凝滞,影响恶露的排出。同时,新产妇的脾胃功能较弱,应进食易消化又富有营养的食物。

2. 产后第二周

此阶段血性恶露已基本排尽,全身气血处于快速恢复状态,加上喂养宝宝,更要加强饮食的营养,可通过食用鲫鱼汤、猪蹄汤来促进乳汁的分泌,也可在饮食中加入中药,如当归生姜羊肉汤、人参乌鸡汤以加速全身气血的恢复。虽提倡加强营养,但也要易于消化,切忌寒凉之品,还可选择一些药食同源之物如山药、大枣、小米以促进脾胃之气的恢复。

3. 产后两周后

产后两周后,产妇自身气血基本恢复,但生殖器官还在继续恢复中,乳房需要分泌乳汁。此时期应全面高营养饮食,但还应注意以下几点。

(1)营养丰富品种多:产后饮食应该以米、面食为主,还要搭配肉、蛋、果蔬类。其中米、面主食保证了碳水化合物的供应;肉类、蛋类为机体提供蛋白质和脂肪;水果和蔬菜满足了机体对矿物质和维生素的需求。只有这样,产妇才能获得全面而均衡的营养。所以,产后不能偏食,以免造成某一类或者某种营养元素的缺乏。除了食物品种多样化,制作的花样也要时常变换,避免过于单调,降低产妇食欲。

(2)自然新鲜的食材:有些食物在储存、运输过程中需要较长的时间,为防止食物腐烂变质,有时会在食物中添加特殊化学药品保鲜或进行加工处理,这些都不利于妇儿健康。所以,应尽量选择新鲜的原材料制作食物,现做现食。有些食物长期冷冻或经过油炸、烧烤后,丧失了其原本的营养价值,也不宜食用。

(3)少量多餐易消化:中医认为脾胃为后天之本,而人体赖以生存的各种营养物质的摄取、吸收都依赖于脾胃的消化吸收,产妇的胃肠消化吸收功能较差,宜少量多餐,以每日进食5~6次为宜,以利于消化。烹饪时尽量采用蒸、煮、焖、炖等方法,避免煎、炸、烧、烤。烹煮时应清淡,尽量少盐、少味精。月子期间少食盐及腌制品,以免引起水钠潴留发生水肿,甚至诱发高血压。但也不可不食盐,产妇出汗、排尿盐分流失,不及时补充会出现头晕、疲倦、浑身乏力甚至电解质紊乱。胡椒、辣椒、大蒜等辛辣调味品也尽量不要食用。

(4)切忌节食减肥:有不少女性分娩之后因体重增加过多而选择节食,这是绝对禁止的。产褥期子宫、盆腔的复旧及乳房分泌乳汁,都离不开大量营养物质的支持。若节食减肥,导致气血匮乏,会发生缺乳并延缓生殖系统的恢复,甚至引起卵巢早衰。所以,产褥期节食百害而无一利,不但不可节食,还要保证每日摄入足够的营养,才能有利于产妇身体的恢复和婴儿健康。

问题63 你会做产后康复操吗?

经历过怀孕、分娩,尤其在产钳或胎吸辅助下阴道分娩的女性,会造成盆底组织不同程度的损伤。产后康复锻炼有助于体力恢复，促进排尿及排便，避免或减少栓塞性疾病的发生，且能帮助盆底及腹肌张力恢复。否则，易造成子宫、直肠脱垂，阴道壁的膨出，压力性尿失禁等病症。所以，产后及时进行康复训练是非常有必要的。良好的产后康复能帮助女性盆底组织恢复至孕前水平，还有利于塑型、减少腹部的脂肪积累。那么，如何做产后康复操呢?

产后康复操又称产褥操，考虑到产褥期女性的身体状态尚未恢复，故动作较轻柔而舒缓。自然分娩产妇在产后第 2 天就可进行产后恢复。体力衰弱、产程过长、手术分娩的产妇，需根据自身恢复情况，在医生指导下安排产后康复的时间及运动量。

产后康复锻炼运动量应循序渐进。运动过程中出现心慌、气短、头晕，或运动后出现下腹疼痛、出血量增多等现象，需暂时停止训练，运动后产妇要及时补充水分。产后发热、大出血及会阴严重裂伤的产妇不适合做产褥操。每次做产褥操以 15 ~ 20 分钟为宜。以下是产后康复操的内容。

产妇取仰卧位，双手放至身体两侧。

(1) *脚部运动*：双脚并拢，先绷直，然后再向膝盖方向勾起，转动脚踝。此动作可增加下肢血液循环，紧实腿部肌肉。每天 3 ~ 4 次，每次 10 ~ 15 个。

(2) *呼吸运动*：吸气时将气向腹部推送，使腹部凸起，再慢慢呼气，使腹部放松。此动作可锻炼腹部肌肉，紧实腹肌。每天 2 ~ 3 次，每次 5 ~ 10 个。

(3) *头颈运动*：头部轻轻抬起，用下颌向胸前靠近，再慢慢放下，恢复原位。此动作可锻炼颈部肌肉。每天 2 ~ 3 次，每次 5 ~ 10 个。

(4) *胸部运动*：双臂向两侧打开，双手在胸前高举合掌，再向后延伸，伸展双臂，保持几秒钟后放松，还原。此动作可锻炼胸肌，美化胸部，预防乳房下垂。每天 2 ~ 3 次，每次 5 个。

(5) *抬腿运动*：抬起下肢，尽量使腿与身体保持垂直，持续几秒钟后放下，左右交替进行。此动作可改善下肢血液循环。每天 2 ~ 3 次，每次左、右各 4 ~ 5 个。

(6) *提肛运动*：产妇注意呼吸配合，吸气时会阴向内收缩，维持 5 ~ 7 秒，呼气时放松。此动作可提升盆底肌力量，预防盆底肌松弛。每天 3 ~

4 次,每次 10 ~ 15 个。

(7)提臀练习:双腿弯曲稍分开,将臀部与背部紧贴床面,双手在身体两侧,吸气时收紧臀部、腹部肌肉,将臀部抬起悬空保持片刻后慢慢吐气,放松,还原。此动作可紧实腹部和臀部肌肉。每天 3 次,每次 4 ~ 6 个。

(8)腰背运动:双手掌心向下置于腰后,吸气时将腰背部上提,悬空保持几秒钟,呼气时将腰背部慢慢放松,还原。此动作可以缓解腰背部肌肉紧张。每天 3 ~ 4 次,每次 4 ~ 6 个。

(9)猫背练习:产妇跪撑于床面,四肢与身体垂直,吸气时低头看腹部,腹部向上弓起,然后呼气,背部还原,放平,目视前方。此动作可锻炼腰腹部肌肉。每天 3 ~ 4 次,每次 10 ~ 15 个。

(10)腰部扭转练习:双手抱头,左腿弯曲,右腿骑跨至左腿上,双腿向左侧倾倒,保持几秒钟后还原,再以同样方法倒向右侧,还原。此动作可帮助收缩腹肌。每天 3 次,每次左、右各 5 ~ 6 个。

上述动作可锻炼颈部、胸部、腰部、腹部、臀部、会阴部、腿部及脚部的肌肉,较为全面,可根据自身情况在产后逐日加量练习,相信产妇在不断的坚持下,会有意想不到的收获。

问题 64 坐月子期间可以洗头、洗澡、吹空调吗?

经常有产妇问:坐月子期间可以洗头、洗澡、吹空调吗?也常听老人们讲:坐月子期间不能洗头、洗澡,更不能吹空调。那么,老人们讲的是否有道理呢?下面从医学角度来回答这个问题。

1. 坐月子期间可以洗头、洗澡

产妇在孕期,体内蓄积了大量的体液,产后一周,体液会通过皮肤汗腺进行排泄,也就是所谓的褥汗。褥汗在睡眠时比较明显,醒来会有大汗淋漓的感觉,对于产妇来说是非常不舒服的。适当的清洁,可以预防产褥感染。需要注意的是,分娩后前几日或身体较虚弱的产妇,不宜立即开始淋浴,可用温水擦拭身体。数日后,体力逐渐恢复后可淋浴,但不要在浴缸里洗浴,以免病菌进入阴道引起感染。

产后洗澡讲究“冬防寒、夏防暑、春秋防风”。夏天，浴室温度保持常温即可。天冷时，浴室宜暖和、避风。洗澡水温宜保持在35～37 ℃，夏天也不可用较凉的水洗澡，避免寒邪侵入，导致恶露排出不畅，引起产后腹痛、身痛及月经不调等。

2. 坐月子期间可以开空调

有的产妇坐月子时，因怕受风寒，不管天气如何，穿戴都非常多，同时把房间门窗都关得严严实实。因室内空气不流通，容易导致产妇和新生儿患上呼吸道疾病。若在夏季，产妇还可能中暑。

气温过高的夏季，可以利用空调来维持舒适室温。一方面，高温可导致大量汗液从皮肤排出，可能会引起产妇脱水，导致电解质紊乱。另一方面，高温还会造成产妇情绪烦躁。建议产妇在舒适的环境下休息，温度不宜过高或过低，即室温维持在25～27 ℃，湿度在55%～65%。需要注意的是，要避免空调直吹，产妇着装要注意把四肢、关节部位遮盖。若出汗多，应及时用毛巾擦干，或勤换衣裤。

3. 传统说法“月子期间不能洗头、洗澡”的寓意

（1）洗头、洗澡过程中，因热水及周围热气对皮肤的刺激，导致皮肤腠理疏松，毛孔扩张，如果室内温度低，又没有防寒、防风设施，容易感受外来风寒之邪，寒侵肌肤，易导致产后风寒感冒的症状；寒入胞宫，冲任气血凝滞，会引起产后腹痛、恶露过少等病症。

（2）热水及热气导致体表毛细血管扩张，如果原有贫血或低血压，头部会因缺血而出现头痛、头晕的症状；此时气血更多行于体表，如果原有血虚气弱，子宫会因之血虚血少而影响子宫恢复。

（3）产后，由于子宫内膜留有创面，尤其是胎盘附着部位；宫颈口张开；阴道内有恶露停留，是细菌的良好培养基；如果洗浴环境或物品不卫生、不清洁，容易导致上行感染而引起生殖道炎症，出现产后发热、盆腔感染等病症。因此，坐月子期间，尤其是产后一周，在没有保暖、防寒、防风及卫生保障时，尽可能不洗头、洗澡。

问题65 如何预防产后恶露不绝？

产后随子宫蜕膜脱落，含有血液、坏死蜕膜等的组织经阴道排出，称为恶露，总量为250～500 mL。正常的恶露有血腥味，但无臭味，持续4～6周干净。恶露最初为暗红色或鲜红色的血性恶露，约持续3～4日；后转为淡红色的浆液恶露，约持续10日左右；继而转为不含血色的白色恶露，持续3周干净。血性恶露一般不超过10天，若血性恶露持续10天以上仍未干净者，为产后恶露不绝，多考虑为子宫复旧不良或感染，当予以治疗。

1. 产后恶露不绝的原因

（1）气虚：多是素体虚弱、产时气血耗伤、产后过劳等导致子宫收缩乏力，不能有效止血。中医治疗以益气止血为法，西医多注射缩宫素以帮助子宫收缩止血。

（2）血热：素体阴虚，失血伤津，或感染邪毒，与炎症、产后感染、过食辛辣等有关。中医治疗以清热凉血止血为主，必要时应用抗生素治疗。

（3）血瘀：多是由于产后胎盘、余血浊液未及时完全排出。中医治疗以化瘀止血为主，可服用生化颗粒或益母草颗粒以促进瘀血排出。必要时可选择清宫术清除残留。

2. 预防产后恶露不绝的措施

（1）孕期加强营养：提高身体素质，预防贫血，以保证分娩时有足够的产力，也有利于缩短产程，加快胎儿娩出，减少产程中及产后出血。

（2）保持外阴清洁：产后血室正开，恶露未尽，外邪易入胞中而致产后感染。应注意会阴部伤口的清洁与消毒，勤换卫生巾，预防产褥感染。

（3）产后应尽早适当活动：经阴道自然分娩的产妇，产后6～12小时后可起床轻微活动，适当的活动可促进瘀血顺利排出，有利于子宫的恢复。

（4）提倡母乳喂养：新生儿在吸吮乳头时，会促进子宫收缩，促使恶露排出。母乳喂养可促进子宫复旧，推迟月经复潮及排卵的时间，降低产妇患乳腺癌、卵巢癌的风险。

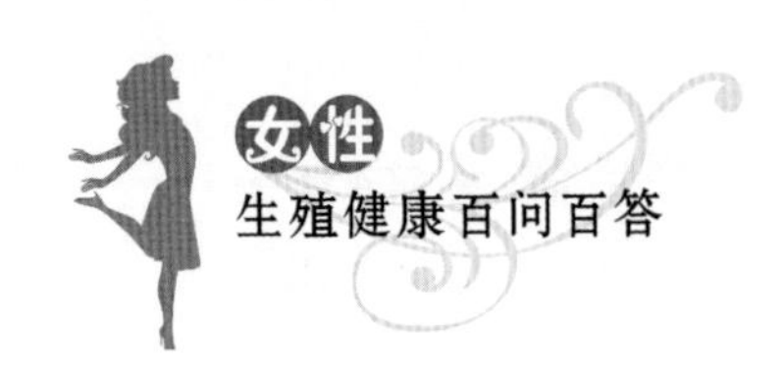

(5)注意腹部保暖：避免着凉，避免吃生冷寒凉的食物，要多进食温热的食物。因产妇体虚多寒，寒则凝滞，凝滞不通则恶露排出不畅。

(6)保持产妇情志舒畅：如果情绪低落，肝郁气滞，冲任不畅，会导致产后恶露持续时间较长。应帮助产妇减轻身体不适，并给予精神关怀、鼓励、安慰，使其恢复自信，预防产后抑郁。

(7)中药调补：若产后恶露排出不畅，可服用中医产后方生化汤或生化汤的制剂如生化颗粒等以促进恶露排出。益母草也有促进宫缩、排出瘀血的作用。

问题66 分娩会阴侧切术后如何护理？

会阴侧切术是在会阴部做一斜形切口，是防止会阴撕裂、保护盆底肌肉、协助分娩的有效方法，且外科切开术容易修补和愈合。会阴侧切术适用于会阴过紧、胎儿过大、估计分娩时会阴撕裂不可避免或母儿有病理情况急需结束分娩者。对于行会阴侧切术的产妇而言，术后如何进行伤口护理非常重要。

1. 防止伤口撕裂

(1)不宜在伤口拆线当日出院，观察等待一天后，伤口无异常再出院。

(2)拆线后的几天内，避免做用力下蹲的动作。

(3)坐位时身体重心偏向健侧，避免伤口受压使切口表皮错开。

(4)避免摔倒或大腿过度外展使伤口再度裂开。

(5)产后6周内，禁止性行为，避免伤口受压再度裂开。

(6)产妇一旦发生便秘，不要屏气用力，否则容易造成伤口再度裂伤。

(7)产后1个月内不要提举重物、做剧烈运动，以防伤口裂开。

2. 保持伤口清洁

每天用温水冲洗伤口，大便后冲洗1次，避免排泄物污染伤口。每天用温水冲洗外阴，保持外阴清洁以防感染。勤换卫生巾，避免恶露浸泡伤口，增加愈合困难度。

3. 保持大便通畅

产后卧床休息，肠蠕动减弱；产褥早期腹肌、盆底肌张力降低；食物缺乏纤维素，均容易导致便秘。产后应多摄取高纤维食物，多吃蔬菜、水果，早日下床活动，多补充水分，以避免便秘的发生。如发生便秘，可在医生指导下口服用药，以防因用力排便而导致伤口裂开。

4. 高营养促进伤口愈合

多食蛋白质含量高的食物，可以促进伤口愈合，如牛奶、鸡蛋、肉类。烹调方式以清淡为主，建议用清水煮或者蒸，避免用煎炸的方法烹调食物，以免燥热或湿热内蕴，积湿生热，妨碍伤口愈合。多摄入新鲜蔬菜、水果，慎食生冷、油腻、辛辣刺激之物。

问题67 剖宫产术后如何调护？

与正常阴道分娩相比，剖宫产造成的损伤更大，耗伤了更多的气血，更需要产后进行全面的调护，具体可以从以下几个方面加强产后调护。

1. 保持伤口清洁

保持伤口清洁的目的是为了预防伤口感染。剖宫产后要特别注意腹部伤口的愈合及护理。腹部伤口有两种，即直切口与横切口。产后第二天，伤口换敷料，检查有无渗血及红肿，一般情况下术后伤口要换药两次，第七天拆线。

2. 观察阴道出血

观察阴道出血的目的是为了避免产后出血。无论是顺产还是剖宫产，产后都应密切观察恶露情况。剖宫产时，子宫出血较多，应注意阴道出血量，如发现阴道大量出血或卫生巾2小时内就湿透，且超过月经量很多时，应及时通知医护人员。正常情况下，恶露3～4天会从暗红色变为淡红色，分娩后10天左右变为白色，4～6周停止。若超过10天还有血性分泌物或产后一个月恶露量仍很多时，应到医院检查，查看子宫复旧是否不佳，或子宫腔内残留有胎盘、胎膜，或合并有感染。

3. 清淡饮食

清淡饮食的目的是为了避免呕吐或腹胀。剖宫产产妇术后 6 小时内因麻醉药药效尚未消失，全身反应低下，为避免引起呛咳、呕吐等，应暂时禁食。若产妇确实口渴，可间隔一定时间喂少量温水。术后 6 小时，可进食流食，进食之前可用少量温水润喉，每次大约 50 mL。术后避免油腻和刺激性的食物，多摄取高蛋白类食物以帮助组织修复。

4. 及时大小便

及时大小便的目的是为了预防尿路感染、便秘。一般术后第二天静脉滴注结束会拔除留置导尿管，拔除后 3 ~ 4 小时应自行排尿。剖宫产后，由于伤口疼痛使腹部不敢用力，大便不能顺利排出，易造成便秘。应多吃蔬菜、水果，并早日下床活动。

5. 尽早活动

尽早活动的目的是为了预防血栓性静脉炎。孕晚期和产后容易出现下肢深静脉血栓，剖宫产的妈妈更容易发生。引起此病的危险因素包括肥胖、不能早日下床活动、年龄较大、多胎经产妇等。剖宫产术后双脚恢复知觉，就应该进行肢体活动，24 小时后应该练习翻身、坐起，并下床慢慢活动。导尿管拔除后应多走动，这样不仅能增加胃肠蠕动，还可预防肠粘连及静脉血栓形成等。下床活动前可用束腹带绑住腹部，这样走动时就会减轻因震动而引起的伤口疼痛。

问题 68 什么是子宫脱垂和阴道壁脱垂？如何治疗？

子宫脱垂是指子宫从正常位置沿阴道下降，宫颈外口达坐骨棘水平以下，甚至子宫全部脱出于阴道口以外，常伴有阴道前壁和（或）后壁脱垂。阴道前、后壁又与膀胱、直肠相邻，因此子宫脱垂还可同时伴有膀胱、尿道和直肠膨出。子宫脱垂与支持子宫的各韧带松弛及骨盆底托力减弱有关，因此多见于多产、营养不良和体力劳动的女性，发病率为1% ~4%。中医学将子宫脱垂与阴道壁脱垂合称为阴挺、阴脱，因多由分娩损伤所致，故又有“产肠不收”之称。

1. 女性盆底的结构及功能

女性盆底是由封闭骨盆出口的多层肌肉和筋膜组成，尿道、阴道、直肠则经此贯穿而出。盆底组织承托子宫、膀胱和直肠等盆腔脏器并保持其正常位置。

2. 导致子宫脱垂和阴道壁脱垂的原因

（1）妊娠、分娩、产时损伤、产程过长等因素导致盆腔筋膜、肌肉受到过度牵拉，或产后过早参加体力劳动，影响盆底组织张力恢复而发生的盆腔脏器脱垂，都是导致本病的常见原因。

（2）长期咳嗽、腹腔积液、腹型肥胖、持续负重或便秘，使腹腔内压力增加可导致子宫脱垂。

（3）随着年龄的增长，特别是绝经后盆底支持结构的萎缩，如盆底肌肉、韧带、筋膜的松弛等，也可导致子宫脱垂。

3. 子宫脱垂和阴道壁脱垂的表现

轻者一般无症状，重度脱垂者由于韧带、筋膜有牵拉和盆腔充血，会出现不同程度的腰骶酸痛及小腹下坠感，久劳久立后、下蹲排便时症状加重，休息或平卧后多可缓解。肿物脱出后，轻者经过休息可自行还纳，重者不能还纳。

（1）阴道壁脱垂分为阴道前壁脱垂和阴道后壁脱垂。阴道前壁脱垂包括膀胱膨出和尿道膨出，常伴有尿频、排尿困难、余尿残留，部分患者伴有压力性尿失禁。阴道后壁脱垂可致直肠突出于阴道外，造成排便困难。

（2）子宫脱垂后脱垂的宫颈与阴道黏膜、衣物长期摩擦，引发宫颈和阴道壁的溃疡、出血，感染后可出现脓性分泌物。

4. 子宫脱垂和阴道壁脱垂的临床分度

临床上根据子宫脱垂和阴道壁脱垂的不同程度进行分度，有助于选择

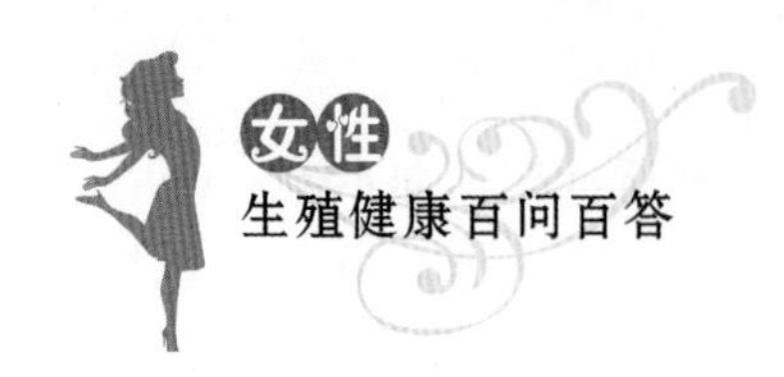

适合的治疗方案。

（1）子宫脱垂的分度如下。

Ⅰ度　轻型：宫颈外口距处女膜缘 <4 cm，未达处女膜缘。

重型：宫颈外口已达处女膜缘，在阴道口可见到宫颈。

Ⅱ度　轻型：宫颈已脱出阴道口，宫体仍在阴道内。

重型：宫颈及部分宫体已脱出阴道口外。

Ⅲ度　宫颈及宫体全部脱出阴道口外。

（2）阴道前壁脱垂的分度如下。

Ⅰ度　阴道前壁向下突出，但仍在阴道内，有时伴有膀胱的膨出。

Ⅱ度　部分阴道前壁脱出至阴道口外。

Ⅲ度　阴道前壁全部脱出至阴道口外。Ⅲ度膨出均合并膀胱膨出和尿道膨出。

（3）阴道后壁脱垂的分度如下。

Ⅰ度　阴道后壁达处女膜缘，但仍在阴道内。

Ⅱ度　部分阴道后壁脱出阴道口外。

Ⅲ度　阴道后壁全部脱出阴道口外。

5. 子宫脱垂和阴道壁脱垂的防治

（1）盆底肌肉锻炼：为盆腔脏器脱垂的一线治疗方法。如缩肛运动，用力收缩盆底肌肉 3 秒以上后放松，每次 10 ~ 15 分钟，每日 2 ~ 3 次。

（2）子宫托：是一种支持子宫及阴道壁维持在阴道内不脱出的工具。

（3）中医治疗：中医遵循"虚者补之，陷者举之，脱者固之"的治疗原则，常用补中益气汤、大补元煎等方药益气升提、补肾固脱。对于轻度的子宫脱垂，中医治疗有明显的效果。

（4）手术治疗：适用于脱垂超出处女膜缘且有症状的患者，可通过手术缓解症状，恢复其正常的解剖位置和脏器功能。

（5）重在预防：平时应避免过度劳累及重体力劳动，积极治疗增加腹压的疾病如久咳、便秘等，改变不良生活习惯，适度运动，及时进行盆底肌肉训练，以预防本病的发生。

第 5 章

妇科炎症篇

问题 69 哪些疾病可以引起带下过多？

中医学的带下有广义和狭义之分。广义的带下泛指经、带、胎、产、杂病而言。由于这些疾病都发生在带脉之下，故称带下病。狭义的带下分为生理性带下和病理性带下。生理性带下属于女性体内的一种阴液，是由胞宫渗润于阴道的色白、量少、透明或蛋清样、无特殊气味的黏液。正常情况下，由前庭大腺分泌物、阴道黏膜渗出物、宫颈及子宫内膜腺体分泌物等混合形成生理性白带。女性在排卵期、月经期前后、妊娠期的带下增多而无其他不适，属正常现象，不作病论。如带下明显增多或减少，量、色、质、气味发生异常，伴有全身或局部症状者，称为带下病。那么哪些疾病可以导致带下过多呢？

1. 细菌性阴道病

细菌性阴道病是由阴道内正常菌群失调所致。本病会出现阴道分泌物增多，带有鱼腥臭味。分泌物呈灰白色、均匀一致、稀薄状，常黏附于阴道壁。可伴有轻度外阴瘙痒或烧灼感，性交后症状加重。

2. 滴虫阴道炎

滴虫阴道炎是由阴道毛滴虫引起的。本病会出现阴道分泌物增多及外阴瘙痒，间或出现灼热、疼痛、性交痛。分泌物呈白色或灰黄色，稀薄，脓性，泡沫状，有异味。瘙痒部位主要为阴道口及外阴。若合并尿道感染，可有尿

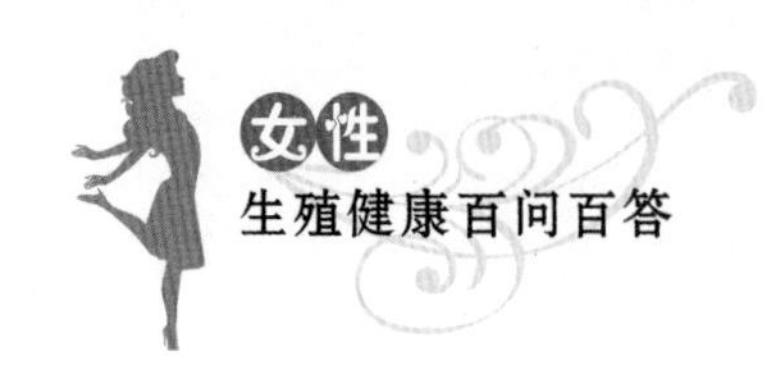

频、尿痛、血尿。检查见阴道黏膜充血，严重者有散在出血点。

3. 外阴阴道假丝酵母菌病

外阴阴道假丝酵母菌病是由假丝酵母菌引起的常见外阴阴道炎症。本病表现为外阴瘙痒，分泌物增多。外阴瘙痒症状明显，持续时间长，严重者坐立不安，以夜晚更加明显。部分患者有外阴部灼热痛、性交痛以及排尿痛。白带多呈豆腐渣样或凝乳状，白色稠厚。妇科检查可见外阴红斑、水肿，伴有抓痕，严重者可见皮肤皲裂、表皮脱落；阴道黏膜红肿、小阴唇内侧及阴道黏膜上附有白色膜状物，擦除后露出红肿黏膜面，急性期可见受损的糜烂面或表浅溃疡。

4. 萎缩性阴道炎

萎缩性阴道炎为雌激素水平降低、局部抵抗力下降引起。本病主要表现为外阴灼热不适、瘙痒，阴道分泌物增多。白带增多，质稀薄，呈淡黄色，严重时呈脓性，有臭味，可伴有性交痛。波及尿道时，有尿频、尿急、尿痛等。检查可见阴道皱襞消失、萎缩、菲薄；阴道黏膜充血，有散在小出血点或点状出血斑，有时可见浅表溃疡。

5. 婴幼儿外阴阴道炎

婴幼儿外阴阴道炎是由婴幼儿外阴皮肤黏膜薄、雌激素水平低下及阴道内异物等所致的外阴阴道继发感染。本病主要表现为外阴瘙痒，阴道分泌物增多、呈脓性，多由监护人发现婴幼儿内裤有脓性分泌物而就诊。大量分泌物刺激引起外阴痛痒，患儿哭闹、烦躁不安或常用手指搔抓外阴。部分患儿伴有下泌尿道感染，出现尿急、尿频、尿痛。检查可见外阴、阴蒂、尿道口、阴道口黏膜充血、水肿，有时可见脓性分泌物自阴道口流出。

6. 宫颈炎

宫颈炎主要表现为阴道分泌物增多，呈黏液脓性。阴道分泌物刺激可引起外阴瘙痒及灼热感，出现经间期出血、性交后出血等症状。妇科检查可见黄色分泌物覆盖宫颈口或从宫颈口流出。

7. 宫颈癌

多数宫颈癌患者有阴道流血，常表现为接触性出血，即性生活或妇科检查后阴道流血。阴道排液多呈白色或血性，稀薄如水样或米泔状，或有腥臭。晚期患者因癌组织坏死伴感染，可有大量米汤样或脓性恶臭白带。

早期妇科检查可无明显病灶，宫颈光滑或糜烂样改变。随着病情发展，宫颈可见息肉状、菜花状赘生物，常伴感染，质脆易出血。

8. 盆腔炎性疾病

盆腔炎性疾病可因炎症程度及范围大小而有不同的临床表现。轻者无症状或症状轻微，常表现为下腹痛、阴道分泌物增多。病情严重者可出现发热，甚至高热、寒战、头痛、食欲缺乏。患者体征差异较大，轻者无明显异常发现，或妇科检查仅发现宫颈举痛、宫体压痛或附件区压痛；重者妇科检查发现阴道有脓性臭味分泌物，宫颈充血、水肿。

9. 子宫病变

子宫肌瘤导致宫腔增大、子宫内膜腺体分泌物增多，加之盆腔充血，可使白带增多。同时可有月经量多、经期延长、不规则阴道出血、腰酸、下腹坠腹、腹痛等症状。子宫脱垂可导致白带过多，阴道口有块状物脱出，经平卧休息后块状物可变小或消失；重者休息也不能回缩，伴腰骶部酸痛和下坠感。子宫内膜炎也可导致白带增多，一般为稀薄水样，淡黄色，有时为血性白带，并伴有盆腔区域疼痛、月经过多、痛经等表现。

问题70 如何防治细菌性阴道病？

细菌性阴道病为阴道内正常菌群失调所致的一种混合感染。10%～40%的患者无临床症状，有症状者主要表现为阴道分泌物增多、质稀薄、有鱼腥臭味，尤其是性交后加重，可伴有轻度外阴瘙痒或烧灼感。检查见阴道黏膜无明显充血的炎症表现，分泌物为灰白色、均匀一致、稀薄状，常黏附于阴道壁，但黏度低，容易从阴道壁拭去。阴道分泌物的pH值>4.5。显微镜下可

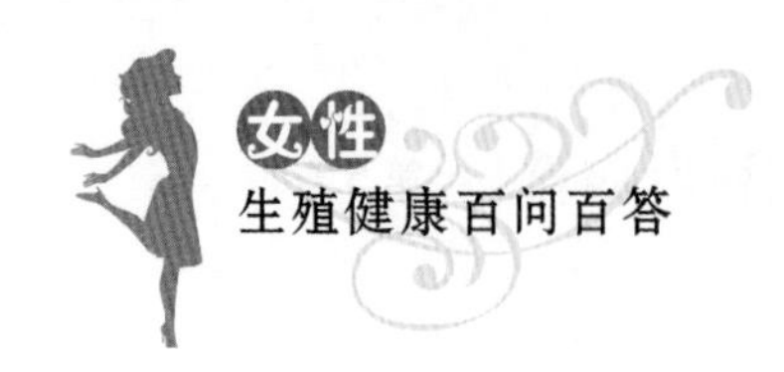

见线索细胞及少量的白细胞。

1. 细菌性阴道病的病因

(1)不良生活习惯：不注意外阴卫生、没有及时清洁阴部、换洗内裤不勤、经常到公共泳池或洗浴场所、使用公共场所的马桶不注意清洁等，都可能导致细菌性阴道病。

(2)不洁性生活：性生活不洁是导致女性细菌性阴道病的重要原因，尤其是男性清洁不到位，会将病原体带到女性阴道内引起细菌性阴道病。

(3)滥用药物：患有阴道炎后，未对症治疗，滥用药物，不但没有减轻症状，反而加重了病情。因此，需要到正规医院查明病因，根据不同性质的阴道炎选择不同的药物，不可随意用药。

(4)阴道清洗过度：虽然女性要定期清洗阴道，保持阴道的清洁与干燥，但有的女性自行随意滥用或者长期频繁使用阴道洗剂，破坏了阴道酸碱度，致使阴道微生态失衡、致病菌大量繁殖，导致细菌性阴道病。

2. 细菌性阴道病的治疗

(1)一般治疗：可通过生活干预的方式，改善患者病情。患者平时需要注意休息，少吃辛辣刺激的食物；勤换洗内裤，清洗内裤时应与其他衣物分开，防止交叉感染；在医生的指导下，按时清洁阴部，保持外阴的清洁与干燥；加强体育锻炼，增强身体免疫力。

(2)药物治疗：治疗可选用抗厌氧菌的药物。常用的药物有甲硝唑、替硝唑、克林霉素，可选择口服或局部外用制剂。甲硝唑可抑制厌氧菌生长而不影响乳杆菌生长，是较理想的治疗药物。

值得注意的是，不同的阴道炎症要选择不同的药物，切忌不遵医嘱盲目用药，引起阴道微生态失衡、酸碱度紊乱。

3. 细菌性阴道病的预防

(1)注意衣裤卫生：尽量穿棉质内裤，不穿他人内裤及泳裤。夏天不要穿紧身内裤，避免局部滋生细菌。内衣裤和鞋袜分开清洗，阳光下晒干。

(2)勿过度清洁阴道：每日温水清洗外阴一次，不要经常清洗阴道内部，以免干扰阴道内环境。

（3）适度性生活：避免多个性伴侣及不洁性生活。

（4）避免滥用抗生素：滥用抗生素会导致机体菌群失调引起阴道的炎症。

（5）养成良好的生活习惯：减少熬夜，避免压力，坚持锻炼，增强机体免疫力。

细菌性阴道病作为发病率较高的妇科疾病，会给女性生活造成较大影响。所以，当你有细菌性阴道病症状时，一定要到正规医院进行规范检查和治疗，切忌随意买药或频繁冲洗阴道，以免加重病情。

问题71 滴虫阴道炎如何治疗？

滴虫阴道炎是由阴道毛滴虫引起的常见炎症，也是常见的性传播疾病。阴道毛滴虫的生存力较强，适宜在温度为25～40℃、pH值为5.2～6.6的潮湿环境中生长，在pH值为5.0以下的环境时其生长会受到抑制。月经前后阴道pH会发生变化，月经后接近中性，隐藏在腺体及阴道皱襞中的滴虫得以繁殖，故滴虫阴道炎常于月经前后发作。滴虫能消耗或吞噬阴道上皮细胞内的糖原，阻碍乳酸生成，使阴道pH值升高。滴虫能消耗氧，使阴道成为厌氧环境，易致厌氧菌繁殖，因此，约60%的患者同时合并细菌性阴道病。阴道毛滴虫还能吞噬精子，影响精子在阴道内存活。滴虫不仅寄生于阴道，还常侵入尿道或尿道旁腺，甚至膀胱、肾盂，可以引发多种症状。

1. 滴虫阴道炎的传播方式

经性交传播是滴虫阴道炎的主要传播方式。滴虫可寄生于男性包皮褶皱、尿道或前列腺中，男性由于感染滴虫后常无症状，易成为传染源。滴虫阴道炎也可经公共浴池、浴盆、浴巾、游泳池、坐便器、衣物、污染的器械及敷料等间接传播。

2. 滴虫阴道炎的表现

（1）滴虫阴道炎的潜伏期为4～28日。25%～50%的患者感染初期无

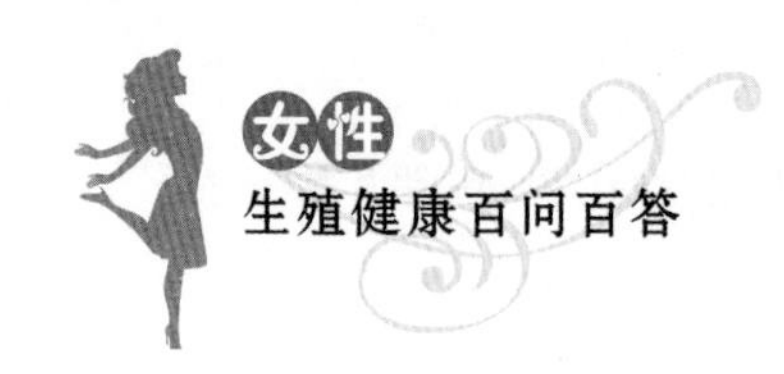

症状。其主要症状表现为阴道分泌物增多及外阴瘙痒,间或出现灼热、疼痛、性交痛等。

(2)分泌物的典型特点为稀薄脓性、泡沫状、有异味。分泌物灰黄色或黄白色、呈脓性,是因为其中含有大量白细胞,若合并其他感染则呈黄绿色;呈泡沫状、有异味是滴虫无氧酵解碳水化合物,产生腐臭气体所致。

(3)瘙痒部位主要为阴道口及外阴。若合并尿道感染,可有尿频、尿急、尿痛的症状,有时可有血尿。

(4)检查见阴道黏膜充血,严重者有散在出血点,甚至宫颈有出血斑点,形成"草莓样"宫颈;部分无症状感染者阴道黏膜无异常改变。

3. 滴虫阴道炎的诊断

滴虫阴道炎根据典型临床表现容易诊断,阴道分泌物中找到滴虫即可确诊。取分泌物前24~48小时避免性交、阴道灌洗或局部用药;分泌物取出后应及时送检并注意保暖,否则滴虫活动力减弱,容易造成辨认困难。

4. 滴虫阴道炎的药物治疗

(1)全身用药:初次治疗可选择甲硝唑2 g,单次口服;或替硝唑2 g,单次口服;或甲硝唑400 mg,每日2次,连服7日。服用甲硝唑者,服药后12~24 h内避免哺乳;服用替硝唑者,服药后3日内避免哺乳。

(2)性伴侣治疗:滴虫阴道炎主要由性行为传播,性伴侣应同时进行治疗,并应避免无保护性行为。

(3)妊娠期滴虫阴道炎的治疗:妊娠期滴虫阴道炎可导致胎膜早破、早产及低体重出生儿等不良妊娠结局。妊娠期治疗的目的主要是减轻患者症状。治疗可用甲硝唑400 mg,每日2次,连服7日,具体治疗遵循医生的用药指导。甲硝唑虽可透过胎盘,但未发现妊娠期应用甲硝唑会增加胎儿畸形或机体细胞突变的风险。而替硝唑在妊娠期应用的安全性尚未确定,应避免使用。

问题72 如何防治外阴阴道假丝酵母菌病?

外阴阴道假丝酵母菌病(VVC),是由假丝酵母菌引起的常见外阴阴道炎症。国外资料显示,约75%的女性一生中至少患过1次外阴阴道假丝酵母菌病,45%的女性经历过2次或2次以上的发病。

1. 外阴阴道假丝酵母菌病的诱发因素

外阴阴道假丝酵母菌病发病的常见诱因有长期应用广谱抗生素、妊娠、糖尿病、大量应用免疫抑制剂以及接受大量雌激素治疗等。胃肠道假丝酵母菌感染者粪便污染阴道、穿紧身化纤内裤及肥胖使外阴局部温度与湿度增加,也是发病的影响因素。

2. 外阴阴道假丝酵母菌病的传播途径

外阴阴道假丝酵母菌病的传播途径主要为内源性传染,假丝酵母菌作为机会致病菌,除阴道外,也可寄生于人的口腔、肠道,这3个部位的假丝酵母菌可互相传染,也可通过性交直接传染。少部分患者通过接触污染的衣物间接传染。

3. 外阴阴道假丝酵母菌病的表现

(1)VVC主要表现为外阴阴道瘙痒、阴道分泌物增多。外阴阴道瘙痒症状明显,持续时间长,严重者坐立不安,以夜晚更为明显。

(2)部分患者有阴部灼热痛、性交痛以及排尿痛,尿痛是排尿时尿液刺激水肿的外阴所致。

(3)阴道分泌物的特征为白色稠厚,呈凝乳状或豆腐渣样。

(4)妇科检查可见外阴红斑、水肿,伴有抓痕,严重者可见皮肤皲裂、表皮脱落。

(5)阴道黏膜红肿、小阴唇内侧及阴道黏膜附着有白色块状物,擦除后露出红肿黏膜面,急性期还可见到糜烂及浅表溃疡。

4. 外阴阴道假丝酵母菌病的诊断

对于有阴道炎症症状或体征的女性，若在阴道分泌物中找到假丝酵母菌的芽生孢子或假菌丝即可确诊。VVC 合并细菌性阴道病、滴虫阴道炎是常见的阴道混合性感染的类型，实验室检查可见到两种或两种以上致病微生物。pH 测定具有鉴别意义，若 VVC 患者阴道分泌物的 pH 值 >4.5，需要特别注意存在混合感染的可能性，尤其是可能合并细菌性阴道病的混合感染。

5. 外阴阴道假丝酵母菌病与其他疾病的鉴别

VVC 的症状及分泌物性状与细胞溶解性阴道病（CV）相似，应注意鉴别。CV 主要是由乳杆菌过度繁殖，pH 过低，导致阴道鳞状上皮细胞溶解破裂而引起相应临床症状的一种疾病。常见临床表现为外阴瘙痒、阴道烧灼样不适，阴道分泌物性质为黏稠或稀薄的白色干酪样。两者主要通过实验室检查鉴别，VVC 镜下可见到芽生孢子或假菌丝，而 CV 可见大量乳杆菌和上皮细胞溶解后的细胞裸核。

6. 外阴阴道假丝酵母菌病的治疗

消除诱因，根据情况选择局部或全身抗真菌药物，以局部用药为主。

（1）消除诱因的治疗：及时停用广谱抗生素、雌激素等药物，积极治疗糖尿病。患者应勤换内裤，用过的毛巾等生活用品用开水烫洗。

（2）单纯性 VVC 的治疗：常采用唑类抗真菌药物。①局部用药。可选用克霉唑制剂、咪康唑制剂、制霉菌素制剂等，阴道局部用药。②全身用药。对未婚女性及不宜采用局部用药者，可选用口服药物。常用药物为氟康唑。

（3）复杂性 VVC 的治疗：①重度 VVC 的治疗可在单纯性 VVC 治疗的基础上延长 1 个疗程的治疗时间。若为口服或局部用药一日疗法的方案，则在 72 小时后加用 1 次；若为局部用药 3～7 日的方案，则延长为 7～14 日。②1 年内有症状并经真菌学证实的 VVC 发作 4 次或以上，称为复发性外阴阴道假丝酵母菌病（RVVC）。治疗重点在于积极寻找并去除诱因，预防复发。③妊娠期 VVC 以局部用药为主，以小剂量、长疗程为佳，禁止口服唑类抗真菌药物。

7. 外阴阴道假丝酵母菌病的预防

(1)讲究卫生:便前洗手;每天清洗外阴和肛门,清洗时要讲究顺序,先洗外阴,再洗肛门,切不可反其道而行之;毛巾及盆要专人专用;内裤及洗涤用具要经常用开水烫;使用公共厕所时尽量避免坐式马桶。

(2)均衡饮食:饮食以清淡为主,以高蛋白、低脂肪为宜,多食蔬菜、水果,勿过食含糖量高的食物,忌食辣椒、麻椒、生葱、生蒜等刺激性食物。

(3)生活有度:坚持锻炼,保证睡眠充足,规律作息,性生活有度。

(4)遵医嘱用药:女性生殖道有自我防御的功能,每天用洗剂清洗会破坏其防御功能,但在出现瘙痒、异味等不适时,或在游泳后、性生活前后及宾馆住宿公共卫生环境差等情况下,则需要使用专业的女性护理产品作为必要的抑菌防护。症状严重者,应及时去医院检查就诊,避免延误病情。同时不滥用抗生素,积极治疗糖尿病。采用药物避孕的女性,如果反复发生外阴阴道假丝酵母菌病,应停用避孕药,改用其他避孕方式。

问题73 什么是萎缩性阴道炎? 如何治疗?

萎缩性阴道炎是由雌激素水平降低、局部抵抗力下降引起的,以需氧菌感染为主的阴道炎症。常见于自然绝经或人工绝经后的女性,也可见于产后闭经、接受药物假绝经治疗者,不局限于老年女性。

1. 萎缩性阴道炎的病因

绝经后女性因卵巢功能衰退或缺失,雌激素水平降低,阴道壁萎缩,黏膜变薄,上皮细胞内糖原减少,阴道内 pH 值升高(多为 5.0～7.0),阴道内酸性环境被打破,嗜酸的乳杆菌不再是优势菌,局部抵抗力降低,以需氧菌为主的其他致病菌过度繁殖,从而引发炎症。

2. 萎缩性阴道炎的表现

萎缩性阴道炎的表现:①外阴灼热不适、瘙痒;②阴道分泌物稀薄,呈淡黄色;③感染严重者阴道分泌物呈脓血性,可伴有性交痛。检查可见阴道萎缩,皱襞消失,阴道黏膜充血,有散在小出血点或点状出血斑,有时可见浅表溃疡。阴道分泌物镜检见大量基底细胞、白细胞。

3. 萎缩性阴道炎的治疗

(1)西医治疗:治疗原则为补充雌激素,增加阴道抵抗力;使用抗生素,抑制细菌生长。①雌激素制剂可局部给药,也可全身给药。局部涂抹雌三醇软膏,每日1~2次,连用14日。除本病外,伴有其他低雌激素症状者,可口服替勃龙,也可选用其他雌孕激素制剂连续联合用药。②阴道局部应用抗生素如诺氟沙星制剂100 mg,放于阴道深部,每日1次,7~10日为1个疗程。对阴道局部干燥明显者,可应用润滑剂。

(2)中医治疗:中医学认为,萎缩性阴道炎的主要病机是阴精不足,不能润泽阴户,或感受湿热、湿毒之邪。治疗以滋补肝肾、益精养血为主,可选用左归丸加减治疗。有湿热者,治以养阴清热、除湿止痒,方选知柏地黄汤加减治疗;湿毒蕴结者,治以清热解毒、利湿止带,方选五味消毒饮治疗。

本病虽易复发,但经过系统治疗后,一般预后较好。患者应注意贴身衣物和外阴的清洁。绝经期女性阴道黏膜薄,同房时可能使致病菌乘虚而入,可在同房时涂少许润滑剂以润滑阴道,减少摩擦,防止损伤。平时少食辛辣刺激之物,多饮水,适当运动,养成健康良好的生活习惯。

问题74 如何防治婴幼儿外阴阴道炎?

婴幼儿外阴阴道炎是小儿妇科中的常见病,是因为婴幼儿外阴皮肤黏膜薄、雌激素水平低及阴道内异物等所致的外阴阴道继发感染。常见于5岁以下婴幼儿,多与外阴炎并存。夏季多见。

1. 婴幼儿外阴阴道炎的病因

由于婴幼儿的解剖、生理特点,其外阴阴道容易发生炎症。

(1)婴幼儿外阴尚未完全发育好:不能遮盖尿道口及阴道前庭,导致细菌容易侵入。

（2）婴幼儿阴道环境与成人不同：新生儿出生后2～3周，母体来源的雌激素水平下降，自身雌激素水平低，阴道上皮薄、糖原少，pH值升至6.0～8.0，乳杆菌没有成为优势菌，阴道抵抗力差，易受其他细菌感染。

（3）婴幼儿卫生习惯不良：外阴不洁、尿液及粪便污染、外阴损伤或蛲虫感染，均可引起炎症。

（4）阴道内误放异物：造成继发感染。常见病原体有大肠埃希菌及葡萄球菌、链球菌等，淋病奈瑟菌、阴道毛滴虫、白假丝酵母菌也为常见病原体。病原体常通过患病成人的手、衣物、毛巾、浴盆等间接传播。

2. 婴幼儿外阴阴道炎的表现

（1）主要症状是外阴瘙痒，阴道分泌物增多、呈脓性。多因监护人发现婴幼儿内裤有脓性分泌物而就诊。

（2）大量分泌物刺激引起外阴痛痒，患儿哭闹、烦躁不安或常用手指搔抓外阴。部分患儿伴有下泌尿道感染，出现尿急、尿频、尿痛。

（3）检查可见外阴、阴蒂、尿道口、阴道口黏膜充血、水肿，有时可见脓性分泌物自阴道口流出。

（4）病情严重者，外阴表面可见溃疡，小阴唇可发生粘连。粘连的小阴唇有时遮盖阴道口及尿道口，粘连的上、下方可各有一裂隙，尿由裂隙排出。

（5）蛲虫所致的阴道炎，外阴及肛门外奇痒，阴道可流出多量的、稀薄的、黄脓性分泌物。

3. 婴幼儿外阴阴道炎的治疗

（1）保持外阴清洁、干燥，减少摩擦。

（2）针对病原体选择相应的口服抗生素治疗，或用吸管将抗生素溶液滴入阴道。

（3）对症处理。有蛲虫者，给予驱虫治疗；若阴道内有异物，应及时取出；小阴唇粘连者，外涂雌激素软膏后多可松解，严重者应分离粘连，并涂以抗生素软膏。

4. 婴幼儿外阴阴道炎的预防

（1）保持外阴清洁：家长帮女婴洗澡前，要彻底清洗双手。女婴大便后，应向远离外阴的方向擦拭肛门，以防大便污染阴道口。

（2）及早给孩子穿连裆裤：女婴穿开裆裤席地玩耍极不卫生，也容易使异物进入阴道，因此，家长应及早给孩子穿连裆裤。

（3）教会孩子简单的防护知识：家长应从小教育女孩讲卫生，勤洗手，不要搔抓外阴，不要随便席地而坐。

（4）发现异常及时就医：家长一旦发现小孩搔抓、摩擦外阴，或外阴发红，且伴有分泌物时，应及时去正规医院就诊。

问题75 什么是宫颈柱状上皮异位？怎么治？

宫颈糜烂是个旧名词，现在已取消宫颈糜烂这一名词，将其改称为宫颈柱状上皮异位，是宫颈管内的柱状上皮生理性外移至宫颈阴道部的术语。目前已明确，宫颈糜烂并不是病理学上的上皮溃疡、缺失所致的真性糜烂，也与慢性宫颈炎的定义（即间质中出现慢性炎细胞浸润）并不一致。因此，宫颈糜烂作为慢性宫颈炎的诊断术语已不再恰当。

1. 宫颈柱状上皮异位的分类

宫颈柱状上皮异位只是一个临床征象，分为生理性改变和病理性改变两种。

（1）生理性改变：多见于青春期、生育年龄女性雌激素分泌旺盛、口服避孕药或妊娠期女性。由于雌激素的作用，使宫颈管柱状上皮增生，鳞－柱交界部外移，由于覆盖的宫颈管单层柱状上皮菲薄，其下间质透出红色，外观呈细颗粒状的红色区，宫颈局部呈糜烂样改变。所以，从本质上讲，所谓的宫颈糜烂实际上是宫颈管内的柱状上皮外移。

（2）病理性改变：子宫颈上皮内瘤样变及早期宫颈癌可使宫颈呈糜烂样改变，因此，对于宫颈糜烂样改变的患者，要先行宫颈癌前筛查（如 HPV 检测、宫颈细胞学检查），必要时行阴道镜及组织学检查以除外宫颈癌。

2. 宫颈柱状上皮异位的治疗

宫颈柱状上皮异位多通过妇科检查发现，通常没有明显症状，一般无须药物治疗。对于症状明显或合并其他宫颈病变的患者，如白带增多、白带异常，需根据医生指导用药。当宫颈受到物理、化学、生物等因素的影响时，可能会使宫颈发生炎症，出现阴道分泌物异常、血性分泌物、腰骶部酸痛、腹部下坠、接触性出血等症状，此时就需要到医院就诊，及时排查宫颈病变，在医生指导下用药。同时还需要保持阴部的清洁、干燥，注意个人卫生。宫颈柱状上皮异位还可并发其他宫颈炎性改变，比如可能会堵塞腺管出现宫颈肥大、宫颈囊肿，久而久之还可出现宫颈息肉等病变。

问题 76 什么是盆腔炎性疾病？怎么治？

盆腔炎性疾病是女性上生殖道的一组感染性疾病，若未及时治疗或治疗不彻底，常可引发月经失调、痛经、不孕症、宫外孕等疾病，将严重影响女性的生殖健康。因此，必须及时、规范治疗，以及积极预防盆腔炎性疾病。

1. 盆腔炎性疾病

盆腔炎性疾病包括子宫内膜炎、输卵管卵巢脓肿、输卵管炎、盆腔腹膜炎等。炎症可局限于一个部位，也可以同时累及几个部位，以输卵管炎、输卵管卵巢炎最常见。盆腔炎性疾病多发于性活跃期、有月经的生育期女性，初潮前、无性生活和绝经后女性很少发生盆腔炎性疾病，即使发生也常常是邻近器官炎症的扩散。盆腔炎性疾病若不能得到及时、彻底治疗，可导致不孕、输卵管妊娠、慢性盆腔痛等。炎症反复发作，还会严重影响女性生殖健康，增加家庭与社会的经济负担。

2. 盆腔炎性疾病的高危因素

了解高危因素，有利于盆腔炎性疾病的正确诊断及预防。

（1）年龄：盆腔炎性疾病的高发年龄为15～25岁。年轻女性容易发生本病，可能与频繁性活动、宫颈柱状上皮异位、宫颈防御功能较差有关。

（2）性活跃：本病多发于性活跃期女性，尤其是初次性交年龄小、有多个性伴侣、性交过频以及性伴侣有性传播疾病者。

（3）下生殖道感染：宫颈炎、阴道炎与盆腔炎性疾病的发生密切相关。

(4)子宫腔内手术操作后感染:如刮宫术、输卵管通液术、子宫输卵管造影术、宫腔镜检查等,由于手术所致生殖道黏膜损伤、出血、坏死,导致下生殖道内源性病原体上行感染。

(5)性卫生不良:经期性交、使用不洁卫生巾等,均可使病原体侵入而引起炎症。不注意性卫生保健,也是盆腔炎性疾病发生的主要原因。

3. 盆腔炎性疾病的表现

盆腔炎性疾病的常见症状为下腹痛、阴道分泌物增多。腹痛多是持续的,在剧烈活动、性交后更加严重。若病情严重可出现发热,甚至高热、寒战、头痛、食欲缺乏。月经期发病可出现经量增多、经期延长。若有腹膜炎,可出现恶心、呕吐、腹胀、腹泻等。伴有泌尿系感染者,可有尿急、尿频、尿痛的症状。

妇科检查可发现宫颈举痛、宫体压痛、附件区压痛。阴道有脓性臭味分泌物,宫颈充血、水肿。将宫颈表面分泌物拭净,若见脓性分泌物从宫颈口流出,说明宫颈管黏膜或宫腔有急性炎症。

4. 盆腔炎性疾病的治疗

(1)药物治疗:主要为抗生素治疗,必要时手术治疗。若一般状况好,症状轻,可门诊治疗。若一般情况差,病情严重,伴有发热、恶心、呕吐等症状,则需住院治疗。抗生素宜选择广谱抗生素或联合用药。根据药敏试验选择抗生素较合理。

(2)手术治疗:若存在输卵管卵巢脓肿或盆腔脓肿,抗生素药物治疗不满意,或囊肿、附件增大时,则需要手术治疗。

(3)中医治疗:中医治疗盆腔炎性疾病,急性期以清热解毒利湿、凉血行气止痛为原则以祛邪泻实;慢性期以活血化瘀、行气止痛为主,配合中药直肠导入、中药外敷、中药离子导入等综合疗法,可提高临床疗效。

(4)提高机体免疫力:应加强锻炼,保持心情愉快,提高机体免疫力。女性生殖器官具有自然防御功能,当免疫力下降时,致病菌侵入并繁殖,易导致盆腔炎性疾病。

(5)重在预防:①注意性生活卫生,减少性传播疾病。②及时治疗下生殖道感染。③及时治疗盆腔炎性疾病，防止后遗症发生。

问题77 女性下腹部痛与哪些疾病有关？

下腹部痛为女性的常见症状，多为妇科疾病所导致。明确腹痛病因并及时治疗，可取得有效治愈的结果。那么，哪些妇科疾病可出现女性下腹部痛呢？

1. 生理性下腹部痛

（1）青春期女性在排卵时，卵泡破裂，卵泡液对腹膜有一定的刺激作用，有时会出现左右交替的、每月一次的轻微腹痛。这属于生理性的，多表现为一侧性下腹隐痛、钝痛或坠胀样痛，部分女性同时伴有少许阴道出血，即排卵期出血，多在一两天后自行消失，一般不超过7天。这种腹痛多无任何病理改变，妇科检查也无异常，属于生理性腹痛，一般不需处理。

（2）大部分女性在月经期一般无特殊不适，但由于经期盆腔充血，有些女性可出现下腹部、腰骶部下坠不适和子宫收缩痛，并可出现腹泻等胃肠功能紊乱的表现。

2. 痛经

痛经分原发性痛经与继发性痛经两种。疼痛多自月经来潮后开始，最早出现在经前12小时，以行经第一日疼痛最剧烈，持续2~3日后缓解，疼痛常呈痉挛性，通常位于下腹部耻骨上，可放射至腰骶部和大腿内侧，伴有恶心、呕吐、腹泻、头晕、乏力等症状，严重时面色发白、出冷汗。原发性痛经多见于青春期少女，常在初潮后1~2年内发病，与体内前列腺素水平、寒冷、情绪、心理因素等有关，常无器质性病变，随着年龄增长、结婚或生育，一般可以自愈。继发性痛经多为子宫内膜异位症、子宫腺肌病所致，表现为疼痛逐渐加重，多呈周期性发作，或非经期下腹部有隐痛而行经前加重，经后痛减；另常伴有不孕及月经失调，往往需要药物或手术治疗。

3. 宫外孕

宫外孕多有6~8周的停经史。当输卵管妊娠流产或破裂时，孕妇会突

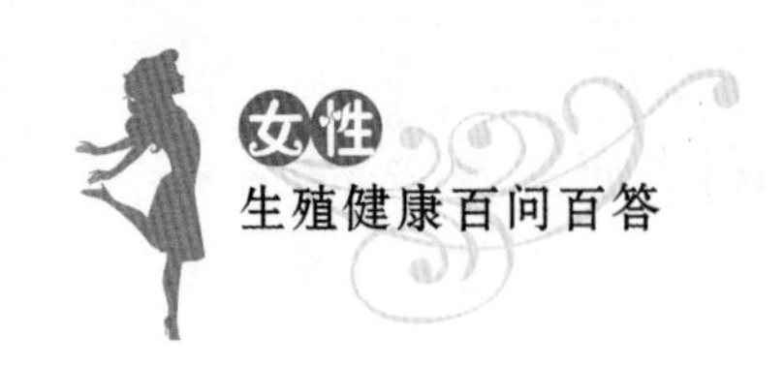

感一侧下腹部撕裂样剧痛，常伴有恶心、呕吐。当破裂后血液积聚于直肠子宫陷凹时，孕妇可有肛门坠胀感。胚胎死亡后常有不规则阴道流血，但量不超过月经量。由于腹腔内出血及剧烈腹痛，轻者可出现晕厥，重者可出现失血性休克。腹部检查有明显压痛、反跳痛，有时可触及包块。

4. 卵巢黄体破裂

月经周期的第20～26天，黄体在卵巢充血、肿大的过程中自动破裂；或受到外力、间接外力的影响，如因剧烈跳跃、奔跑、用力咳嗽、解大便、性交、下腹受到强烈冲击及下腹受到撞击等，导致黄体内出血较多而出现黄体破裂，可伴有突然发作的下腹部或一侧的腹痛，轻重不一，严重时还可发生休克。B超可见少量盆腔积液。卵巢黄体破裂后最好立即去医院诊治，不可自行滥用止痛药，以免掩盖症状，影响正常的诊断和处理。

5. 卵巢囊肿蒂扭转或破裂

卵巢囊肿蒂扭转或破裂者既往多有卵巢囊肿的病史，由于囊肿的蒂较长，体积也大，与周围没有粘连，活动性好，当受到肠蠕动或体位变动影响时会发生扭转。卵巢肿瘤蒂扭转时，疼痛突然发生于下腹部一侧，为持续性绞痛，常伴有恶心与呕吐。

6. 盆腔炎性疾病

盆腔炎性疾病常见的表现为下腹部持续性疼痛，阴道分泌物增多；宫颈举痛、宫体压痛或附件区压痛；病情严重者可出现发热，甚至高热、寒战、头痛、食欲缺乏；常于宫腔手术后、产后、流产后、经期或月经后发病。

7. 阑尾炎

急性阑尾炎初期有中上腹或脐周疼痛，数小时后腹痛转移并固定于右下腹。单纯性阑尾炎呈阵发性或持续性胀痛、钝痛，持续性剧痛多提示化脓性或坏疽性阑尾炎。阑尾炎常伴有胃肠道症状，腹部压痛和反跳痛。

8. 急性膀胱炎

急性膀胱炎发病急骤，常在过于劳累、受凉、长时间憋尿、性生活后发病,病程一般持续1~2周自行消退或治疗后消退。其特点是发病急、炎症反应重、病变部位浅。常见的症状有尿频、尿急、尿痛、耻骨区疼痛、脓尿和终末血尿,甚至全程肉眼血尿。严重者的膀胱由于炎症刺激发生痉挛使膀胱不能贮存尿液,频频排尿无法计数,出现类似尿失禁的现象。因急性炎症病变部位浅,膀胱黏膜吸收能力弱,尿频使脓尿得以及时排出,所以单纯急性膀胱炎全身症状轻微,多不发热。若有畏寒、发热,则应考虑同时合并有其他泌尿生殖系统器官急性感染的存在。

9. 结肠炎

结肠炎可由多种原因导致,主要症状为间断性腹部隐痛、腹胀、腹泻、黏液脓血便、便秘、身体消瘦等,当食用寒凉或辛辣刺激、油腻的食物时会加重。

女性出现下腹部痛,多数是妇科疾病,也可能为内科等其他科疾病。所以当你自觉症状较严重、疼痛明显时,请及时去医院就诊,明确病因,进行准确治疗,切勿拖延,贻误病情。

问题78 外阴、阴道需要天天洗吗?

外阴是指女性外生殖器,即生殖器的外露部分,位于两股内侧间,前为耻骨联合,后为会阴,包括阴阜、大阴唇、小阴唇、阴蒂和阴道前庭。而阴道是女性的内生殖器,是月经血排出及胎儿娩出的通道,也是性交器官。

1. 外阴需要天天洗

外阴的清洁方法最好是淋浴,用温水温柔冲洗。如果不能进行淋浴,可以用盆代替,但要注意的是,一定要专盆专用。清洗的顺序:洗净双手后从前向后清洗外阴,先清洗大、小阴唇,后清洗肛门及肛门周围。

2. 阴道不需要天天洗

阴道不需要天天洗,过度清洗可能破坏阴道内的酸碱平衡,导致阴道抵抗力下降,更容易发生阴道炎症。

3. 外阴、阴道的保健

(1)讲究卫生:月经期勤换卫生巾,如果长时间不换,细菌就会大肆滋生,且经期生殖器官的抵抗力下降,更易发生感染。换卫生巾前要洗手,以免病菌传播到卫生巾上。勤洗澡;勤换洗内裤,特别是新内裤或长久不穿的内裤,穿之前要清洗晾晒;内裤和袜子等要分开洗。

(2)慎用洗剂:女性生殖道有自我防御的功能,每天用洗剂清洗会破坏其防御功能,但在出现瘙痒、异味等不适时,可在医生的指导下使用女性护理产品做必要的抑菌防护。

(3)规律作息:保证每天睡眠充足,不要熬夜,否则会降低身体对疾病的抵抗能力。

问题79 妇科的栓剂、洗剂,你用对了吗?

妇科的栓剂、洗剂是治疗妇科炎症最常见的药物。有些女性发现自己有妇科炎症时会自行在药店购买用药,由于对妇科栓剂和洗剂的适应证及用法的认识不够准确,有些女性用了后不但没有改善症状,反而越用炎症越重。那么,如何正确使用妇科的栓剂、洗剂呢?

1. 使用妇科栓剂的相关知识

(1)用药前是否需要冲洗阴道:对于有些白带较多的患者,如滴虫阴道炎患者,直接用药会影响疗效,应先到医院进行阴道冲洗,使分泌物减少后再用药。

(2)只用栓剂是否可以治好阴道炎:对于某些病情较轻的阴道炎,如轻度的外阴阴道假丝酵母菌病,单独使用阴道栓剂就能治好。而复发性阴道炎,必须阴道用药和口服用药同时应用才能彻底治愈,有的还需要性伴侣同时进行口服药物和外用药物治疗。

(3)用药周期:一般用药1~2周症状可以缓解,在足剂量、满疗程治疗后,还需要再巩固治疗1~2周。

(4)使用栓剂是否会影响怀孕:妇科栓剂的药物成分主要在阴道局部

发挥作用,吸收入血的量很少,有的在血中的浓度几乎检测不出,在体内的停留时间很短,很快就会从体内排出。所以,影响怀孕的是妇科炎症本身,而不是药物。

(5)变软栓剂的用法:栓剂的熔点与体温接近,夏季栓剂容易变软,造成送药困难。此时可将栓剂放置在冰箱内冷藏约30分钟,待变硬后,拿出来恢复常温后再使用。栓剂应存放在阴凉、干燥的地方保存。如果栓剂已严重变形,甚至融化成液态或有明显的变质表现,就不要再使用了。

(6)妇科栓剂使用三步骤:①清洗外阴,清除过多的分泌物。②患者仰卧于床上,屈双膝,双腿分开,将栓剂尖端部向阴道口塞入,然后用手以向下、向前的方向将栓剂轻轻推入阴道深处。③合拢双腿,保持仰卧姿势约15分钟。

注意:栓剂尽量在晚上睡觉前使用,使用后尽量休息,以保证药物的吸收。

2. 使用妇科洗剂的相关知识

(1)不可自行购买妇科洗剂,如果发现有妇科炎症,需到医院检查后,在医生的指导下购买并规范使用。

(2)妇科洗剂需要在医生指导下规范使用,自己随意滥用或者长期频繁使用洗剂,会破坏阴道酸碱平衡,促使病原菌繁殖生长,引发其他疾病。

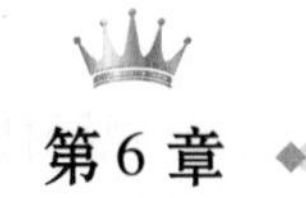

第 6 章

妇科肿瘤篇

问题 80 什么是子宫肌瘤？如何治疗？

子宫肌瘤是女性生殖器官最常见的良性肿瘤，多见于 30 ~ 50 岁女性，因肌瘤多无症状或很少有症状，临床报道的发病率远低于子宫肌瘤真实的发病率。

1. 子宫肌瘤发病的相关因素

子宫肌瘤好发于生育期，青春期前少见，绝经后多可萎缩或消退，提示其发生可能与女性激素相关。目前认为，肌瘤组织局部对雌激素的高敏感性是肌瘤发生的重要因素之一。另有研究证实，孕激素有促进肌瘤有丝分裂、刺激肌瘤生长的作用。

2. 子宫肌瘤的症状

子宫肌瘤多无明显症状，仅在体检时发现。常见的症状如下。

(1) 经量增多及经期延长：是子宫肌瘤最常见的症状。长期经量增多可继发贫血，出现乏力、心悸等症状。

(2) 下腹部包块：当肌瘤逐渐增大使子宫超过 3 个月妊娠大时，可从腹部触及。

(3) 白带增多：肌瘤使宫腔面积增大，内膜腺体使分泌物增多。一旦感染，可有大量脓样白带。

(4) 压迫症状：子宫前壁下段肌瘤可压迫膀胱出现尿频；宫颈肌瘤可引

起排尿困难、尿潴留；子宫后壁肌瘤可引起便秘等症状。

(5)其他症状：如下腹坠胀、腰背酸痛。黏膜下肌瘤和引起宫腔变形的肌壁间肌瘤可造成不孕或流产。

3. 子宫肌瘤的治疗

子宫肌瘤的治疗应根据年龄、症状、生育要求，以及肌瘤的类型、大小、数目全面考虑。

(1)观察：无症状的肌瘤一般不需要治疗，特别是近绝经期女性。绝经后随着雌激素水平的降低，肌瘤多可萎缩或症状消失。每3~6个月随访一次，若出现症状可考虑进一步治疗。

(2)药物治疗：适用于症状轻、近绝经年龄或全身情况不宜手术者。治疗常用促性腺激素释放激素类似物，目的在于降低雌激素水平以缓解症状并抑制肌瘤生长。但用药后可引起绝经综合征，故不推荐长期用药。

(3)手术治疗：因肌瘤造成严重并发症如贫血、严重腹痛、不孕、反复流产或怀疑肉瘤样变者，可选择手术治疗。

(4)中医治疗：中医学认为，子宫肌瘤是气滞血瘀、寒凝血瘀、痰湿瘀结、气虚血瘀、肾虚血瘀和湿热瘀阻引起的，治疗应以活血化瘀、软坚散结为法，临床常用桂枝茯苓丸、少腹逐瘀汤、苍附导痰丸、大黄蟅虫丸等加减治疗，常能取得较好的疗效。

问题81 什么情况下子宫肌瘤需要手术治疗？

子宫肌瘤是子宫平滑肌组织增生形成的良性肿瘤，部分患者无症状，仅在体检时发现，也有患者出现月经异常、阴道分泌物异常、下腹部不适等症状的。那么，什么情况下子宫肌瘤需要手术治疗呢？

1. 子宫肌瘤需要手术治疗的情况

(1)因子宫肌瘤导致月经过多，致继发性贫血者。

(2)因子宫肌瘤造成不孕、反复流产者。

(3)子宫肌瘤体积过大，压迫膀胱、直肠等引发相应症状者。

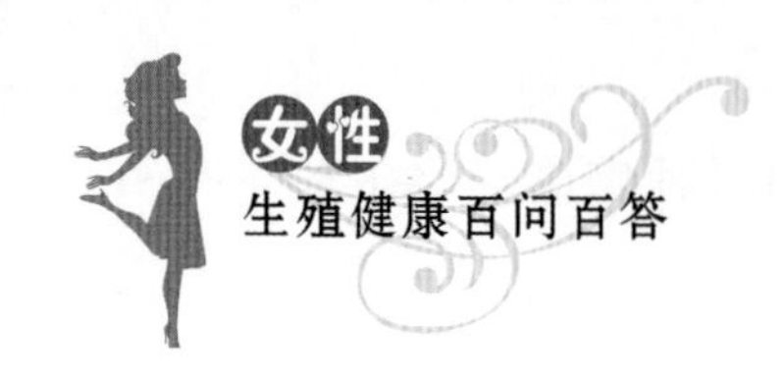

（4）子宫肌瘤导致严重腹痛、性交痛、慢性腹痛、有蒂肌瘤扭转引起的急性腹痛者。

（5）绝经后肌瘤继续变大，疑有肉瘤变者。

2. 妊娠合并子宫肌瘤需要手术治疗的情况

妊娠合并子宫肌瘤，绝大多数孕妇无须特殊处理，但应定期监测肌瘤大小、与胎盘的关系及母儿状况。若出现以下情况需要进行手术治疗。

（1）肌瘤生长迅速，怀疑恶变者。

（2）肌瘤红色变性坏死，保守治疗无效者。

（3）发生肌瘤蒂扭转、继发感染，保守治疗无效者。

（4）肌瘤增大压迫邻近器官，出现严重症状者。

3. 子宫肌瘤的手术方式

子宫肌瘤的手术治疗包括肌瘤切除术和子宫切除术，可经腹部，亦可经阴道进行，也可行内镜手术（宫腔镜或腹腔镜）。术式及手术途径的选择取决于患者年龄、是否有生育要求、肌瘤大小及生长部位、医疗技术条件等因素。

（1）*肌瘤切除术*：是将子宫肌瘤摘除而保留子宫的手术，主要用于40岁以下女性，希望保留生育功能者。适用于肌瘤较大、月经过多、有压迫症状、因肌瘤造成不孕、黏膜下肌瘤、肌瘤生长较快但无恶变者。

（2）*子宫切除术*：适用于症状明显者、肌瘤有恶变可能者、无生育要求者。子宫切除术可选用全子宫切除或次全子宫切除，年龄较大者以全子宫切除为宜。术前须除外宫颈恶性疾病的可能性。

问题82 什么是宫颈囊肿？如何治疗？

宫颈囊肿又称宫颈腺囊肿，是慢性宫颈炎的一种，也是一种常见的妇科疾病。本病主要好发于有宫颈病变、感染人乳头瘤病毒、性生活过早或不洁、不注意月经期卫生、有妊娠分娩史及多孕多产的女性，长期发展还有癌变的可能，所以，需定期行人乳头瘤病毒（HPV）、细胞学等检查以排除宫颈不良病变。

1. 宫颈腺囊肿的表现

本病主要表现为白带的异常，即白带增多、黏稠、脓性甚至带血，或伴有腰骶及腹部的疼痛以及盆腔部的坠痛，在排便、月经及同房时加重；阴道有瘙痒、灼热感，还可能并发尿频、尿急、尿痛等泌尿系统的表现；长期的慢性炎症还可能出现月经不调和不孕的现象。

2. 宫颈腺囊肿的治疗

（1）浅表宫颈腺囊肿：可通过妇科检查发现，宫颈表面有透明样的小泡，如“针眼”样。浅表囊肿可用激光、冷冻等物理方法进行干预。

（2）深层宫颈腺囊肿：可通过妇科阴道 B 超发现，一般描述为囊性暗区，可以清晰分辨囊肿的部位与大小，有极高的检出率。深层囊肿可在超声引导下使用电凝进行治疗。

问题83 什么是卵巢囊肿？如何治疗？

卵巢囊肿是卵巢内或表面形成的囊状结构，囊内含有液体物质，属于妇科常见疾病之一。它的发生可能和年龄、饮食、盆腔感染、激素水平变化、怀孕、子宫内膜异位症、既往卵巢囊肿病史有关。

1. 卵巢囊肿的分类

卵巢囊肿可分为生理性囊肿和病理性囊肿，大多数为生理性囊肿，如卵泡囊肿、黄体囊肿、卵巢黄素化囊肿等；病理性囊肿有皮样囊肿（又称成熟畸胎瘤）、巧克力囊肿、囊腺瘤等。

2. 卵巢囊肿的表现

想要及时发现卵巢囊肿，建议女性每年做一次妇科体检。若发现卵巢长包块时，首先需排除卵巢恶性肿瘤。绝大多数生理性囊肿无明显症状，多发单侧，直径 <5 cm，一般 2 ~ 3 个月可自行消退。若肿块持续存在或增大，卵巢肿瘤的可能性较大。病理性卵巢囊肿一般不会自行消退，当囊肿体积较大时，可能会出现腹部胀痛、痛经、性交不适、月经异常、尿频、尿急、便秘

等压迫症状，甚至触及腹部包块。若囊肿发生破裂或蒂扭转，患者可出现剧烈腹痛、恶心呕吐，甚至引起失血性休克和死亡。

3. 卵巢囊肿的治疗

（1）一般治疗：如果患者没有自觉症状，B 超检查提示单侧卵巢囊肿，直径 <5 cm，囊腔内为液体，考虑为生理性囊肿可能性较大，可观察或口服中药辨证施治，一般 2～3 个月后囊肿多可自行消失；若囊肿持续存在或体积增大，考虑卵巢肿瘤的可能性较大，可通过检测肿瘤标记物大致判断良、恶性程度，最终依靠囊肿的病理检查确定性质。

（2）药物治疗：没有手术指征的囊肿，可根据临床症状选择相应的药物。若患者有慢性盆腔痛，考虑可能为炎性囊肿，可口服抗生素或活血化瘀的中药。若同时出现性交痛和痛经，盆腔存在触痛性结节，可能是子宫内膜异位囊肿，囊肿较小时可选择口服短效避孕药治疗。用药期间需超声监测囊肿情况，评估疗效。

（3）手术治疗：若囊肿直径 $\geqslant 5$ cm；经药物保守治疗后囊肿体积无明显缩小；肿瘤标记物远超出正常范围；卵巢囊肿短期内迅速增大；囊肿内见实质性、乳头样结构；囊肿破裂、蒂扭转引起的急腹症等均建议手术治疗，术中应剖检囊肿，必要时冰冻切片组织学检查以明确诊断。若为恶性肿瘤术后，必要时辅助放、化疗。若绝经后女性出现卵巢囊肿，会增加发生恶变的可能，更应该引起重视。

卵巢囊肿无法预防，但可通过定期体检，做到早发现、早诊断、早治疗，避免严重并发症的发生。

问题 84　什么是子宫内膜异位症？如何治疗？

子宫内膜异位症，简称内异症，是指子宫内膜组织（腺体和间质）出现在子宫体外的部位。异位内膜可侵害全身任何部位，以卵巢、宫骶韧带最常见，其次为子宫及其他脏腹膜、阴道直肠隔等部位。卵巢型子宫内膜异位症形成囊肿者称为卵巢巧克力囊肿，为陈旧性血液聚集于囊内形成咖啡色黏稠液体，似巧克力样。当子宫内膜腺体及间质侵入子宫肌层时，称为子宫腺肌病，还可以侵犯盆腔腹膜和其他部位。76% 的子宫内膜异位症发生于 25 ~45 岁的生育期女性，常导致继发性痛经且进行性加重、不孕等，严重影响女性生殖健康和生活质量。

1. 子宫内膜异位症的表现

（1）下腹痛和痛经：疼痛是内异症的主要症状，典型症状为继发性痛经、进行性加重。疼痛部位多位于下腰、腰骶及盆腔中部，有时可放射至会阴部、肛门及大腿。常于月经来潮时出现，并持续整个经期。

（2）不孕：内异症患者不孕率高达 40% 。引起不孕的原因复杂，常见原因有盆腔微环境改变影响精卵结合及运送、免疫功能异常导致抗子宫内膜抗体增加而破坏子宫内膜正常代谢及生理功能、卵巢功能异常导致排卵障碍和黄体形成不良等。

（3）性交不适：多见于子宫直肠陷凹有异位病灶或因局部粘连使子宫后倾固定者，性交时碰撞或子宫收缩上提可引起疼痛。

（4）月经异常：如经量增多、经期延长、月经淋漓不尽或经前点滴出血等。

（5）其他特殊症状：盆腔外任何部位有异位内膜种植生长时，均可在局部出现周期性疼痛、出血和肿块，并出现相应症状。若发生在肠道，可见腹痛、腹泻或便秘，甚至周期性少量便血，严重者可因肿块压迫肠腔而出现肠梗阻的症状；若发生在尿道，可见周期性尿血；若发生在鼻腔黏膜，可见周期性流鼻血。

（6）卵巢子宫内膜异位囊肿破裂：可发生急腹痛。多发生在经期后、性交后或其他腹压增加的情况，症状类似输卵管妊娠破裂，但无腹腔内出血。

2. 子宫内膜异位症的西医治疗

西医治疗的目的是缩减和去除病灶，减轻和控制疼痛，治疗和促进生育，预防和减少复发。

（1）西药治疗：适用于有慢性盆腔痛、经期痛经症状明显、有生育要求及无卵巢囊肿形成者。常用药物有口服避孕药、孕激素、米非司酮、孕三烯酮、达那唑、亮丙瑞林等。长期连续口服避孕药造成类似妊娠的人工闭经为假孕疗法。孕三烯酮、达那唑通过对抗和抑制性激素，导致子宫内膜萎缩出现闭经，又称假绝经疗法。亮丙瑞林因导致卵巢功能下降，可出现暂时性闭经，又称为药物性卵巢切除。

(2)手术治疗：治疗的目的是切除病灶。手术方式有保留生育功能手术、保留卵巢功能手术和根治性手术。

3. 子宫内膜异位症的中医治疗

中医在治疗子宫内膜异位症方面有其独特疗效，以活血化瘀为治疗总则。根据辨证分别佐以理气行滞、温经散寒、清热除湿、补气养血、补肾化痰等治法，结合月经周期的不同阶段予以治疗。一般经前以行气活血止痛为主，经期以理气活血祛瘀为主，经后则以益气补肾、活血化瘀为主。辨病与辨证相结合，痛经者重在祛瘀止痛，月经不调或不孕者要配合调经、助孕，癥瘕结块者要散结消癥。

4. 子宫内膜异位症的预防措施

(1)防止经血逆流：及时发现并治疗引起经血潴留的疾病，如生殖道畸形和继发性宫颈粘连、阴道狭窄。及时矫正过度后屈子宫及宫颈管狭窄，使经血引流通畅，避免淤滞，引起倒流。

(2)避免多次宫腔手术操作：月经前禁行输卵管通畅试验，以免将内膜碎屑推入腹腔。宫颈及阴道手术不宜在经前进行，以免经血中内膜碎片种植于手术创面。

问题85 常见的妇科恶性肿瘤有哪些？

妇科肿瘤根据肿瘤发生部位分为外阴肿瘤、宫颈肿瘤、子宫肿瘤、卵巢肿瘤和输卵管肿瘤，以子宫及卵巢肿瘤多见，外阴及输卵管肿瘤少见。根据肿瘤性质不同，妇科肿瘤可分为良性肿瘤和恶性肿瘤。常见的良性肿瘤有子宫肌瘤、卵巢囊肿，常见的恶性肿瘤有宫颈癌、子宫内膜癌和卵巢癌。

1. 宫颈癌

宫颈癌是发生在宫颈部位的恶性肿瘤，是女性生殖道最常见的恶性肿瘤。高发年龄为50～55岁，HPV感染是导致宫颈癌最主要的原因，其他相关的危险因素包括吸烟、多个性伴侣、性生活过早、多孕多产以及免疫功能缺陷性疾病等。宫颈癌筛查的普及，可以通过早期筛查如HPV、TCT检查发现早期病变，并可通过三阶梯方法诊断得以早期发现和治疗宫颈癌。通过接种疫苗可以预防宫颈癌。其发病率和死亡率已明显下降。

2. 子宫内膜癌

子宫内膜癌是发生于子宫内膜的一组上皮性恶性肿瘤，以来源于子宫内膜腺体的腺癌最常见，为女性生殖道三大恶性肿瘤之一，占女性全身恶性肿瘤的7%，占女性生殖道恶性肿瘤的20%～30%。近年来子宫内膜癌的发病率在世界范围内呈上升趋势，平均发病年龄为60岁，其中75%发生于50岁以上的女性。

3. 卵巢癌

卵巢癌是指发生在卵巢的恶性肿瘤性疾病。卵巢癌可发生于任何年龄，其组织学类型多样，主要为上皮来源。在我国，卵巢癌发病率居妇科恶性肿瘤的第三位，约占女性生殖道肿瘤的23%，并呈逐年上升的趋势。

问题86 什么是子宫颈鳞状上皮内病变？

子宫颈鳞状上皮内病变（SIL）是与宫颈浸润癌密切相关的一组宫颈病变，即尚未发展为宫颈癌，但有可能转变为宫颈癌的病理变化，是宫颈细胞由正常发展到癌变之前的一系列变化，反映宫颈癌发生的连续过程。

1. 与子宫颈鳞状上皮内病变相关的因素

SIL与HPV的感染有关，与高危型HPV感染更为密切，如HPV16、18、52、53、56、58型等。高危型HPV的持续感染是引发SIL的直接原因。

HPV的感染主要通过性行为传播，大多数感染者通过自身免疫可清除

HPV。对于无症状的 HPV 感染者,可选择 HPV 疫苗接种进行预防。此外,分娩次数过多,性生活过早,与有阴茎癌、前列腺癌或曾有患宫颈癌性伴侣的高危男子性接触的女性,也易发 SIL。

2. 子宫颈鳞状上皮内病变的症状

(1)部分 SIL 患者无特殊症状。

(2)偶有阴道排液增多,伴或不伴有异味。

(3)可在性生活或妇科检查后发生接触性出血。

(4)妇科检查宫颈光滑,或仅见红斑、白色上皮、宫颈糜烂样表现。

3. 子宫颈鳞状上皮内病变的分级

SIL 既往称为宫颈上皮内瘤变(CIN),分为 3 级。WHO 女性生殖器肿瘤分类(2014)建议采用与细胞学分类相同的二级分类法,即低级别鳞状上皮内病变(LSIL)和高级别鳞状上皮内病变(HSIL)。

(1)CIN 分级如下。

CIN1:轻度,病变局限于上皮下 1/3 层。

CIN2:中度,病变局限于上皮下 1/3~2/3 层。

CIN3:重度,病变累及上皮下 2/3 层甚至全部上皮层。

(2)SIL 分级如下。

LSIL:病变局限于上皮下 1/3 层。

HSIL:病变累及上皮下 2/3 层以上或全部上皮层。

LSIL 相当于 CIN1,HSIL 包括 CIN3 和大部分的 CIN2。

通过筛查 SIL 分级,及时诊断、治疗高级别鳞状上皮内病变,能有效预防宫颈浸润癌的发生。

4. 子宫颈鳞状上皮内病变的诊断

(1)第一阶梯:宫颈细胞学检查,是 SIL 筛查的基本方法,常和 HPV 检查联合应用于 25 岁以上女子的宫颈癌筛查。预防 SIL,检查无异常者一年后复查;筛查发现异常者,进入第二阶梯。

(2)第二阶梯:阴道镜检查,通常通过第一、二阶梯检查可做出 LSIL 和

HSIL 的分级。

（3）第三阶梯：宫颈活组织检查，即宫颈活检，适用于阴道镜检查效果不佳，或阴道镜诊断为 HSIL 的患者，进行单点或多点活检，是确诊 SIL 的可靠方法。

5. 子宫颈鳞状上皮内病变的治疗

（1）约 60% 的 LSIL 者可自行消退，需定期观察随访，若发现病变进展或持续存在 2 年者应进行治疗。

（2）HSIL 具有癌变潜能，可发展为宫颈浸润癌，更需及时干预，可采取冷冻、激光消融、宫颈锥切术等治疗。

（3）需要注意的是，妊娠期受雌激素的影响或免疫力低下，容易感染 HPV，基底细胞可出现不典型增生的改变，细胞学检查易误诊，通常产后 6 周可恢复正常。故对妊娠期的 SIL 仅需观察，待产后复查后再行相应处理。

（4）SIL 是宫颈癌的发病前期，是宫颈癌的危险信号，要加以重视，一旦发现，及时治疗。女性朋友们平时要增强防范意识，定期做 HPV 筛查，为宫颈的健康保驾护航。

问题 87 什么是宫颈癌？如何筛查和治疗？

宫颈癌是最常见的妇科恶性肿瘤，近年来其发病有年轻化的趋势。HPV 是本病发生的最主要危险因素，可以通过定期筛查和注射疫苗预防宫颈癌。宫颈癌筛查技术的成熟，已显著性降低了宫颈癌的发病率和死亡率。

1. 宫颈癌的症状

早期宫颈癌常无明显症状和体征，随病变发展，可出现以下表现。

（1）阴道出血：早期多为接触性出血，中晚期为不规则阴道流血。

（2）阴道排液：多数患者有阴道排液，液体为白色或血性，可稀薄如水样或米泔状，或有腥臭。晚期患者因癌组织坏死伴感染，可有大量米泔样或脓性恶臭白带。

（3）晚期症状：根据癌灶累及范围不同可出现不同的继发性症状。如尿频、尿急、便秘、下肢肿痛等;癌肿压迫或累及输尿管时,可引起输尿管梗阻、肾盂积水等;晚期可有贫血、恶病质等全身衰竭的症状。

2. 宫颈癌的筛查项目

(1)HPV 筛查:HPV 检查是取宫颈分泌物,一般使用伞状刷子在宫颈上进行多次环刷后取样,样品采取染色镜检法等来检查是否感染了 HPV。HPV6、11、42、43、44 等型别,常可引起外生殖器湿疣等良性病变,包括 CIN1,此类为低危型;高危型 HPV 包括 HPV16、18、31、33、35、39、45、51、52、56、58、59、68 等型,与宫颈癌及 CIN2、CIN3 的发生相关,尤其是 HPV16 型和 HPV18 型。

(2)宫颈细胞学检查:宫颈刮片是指从宫颈部取少量的细胞样品,放在玻片上,在显微镜下观察是否异常。

结果正常:巴氏 I 级或 TCT 正常。

结果异常:①巴氏Ⅱ级,炎症涂片中细胞有异形改变。②巴氏Ⅲ级,涂片中的可疑癌细胞有核变质改变,但不能肯定,需要进一步随诊检查确诊。③巴氏Ⅳ级,涂片中有高度怀疑是恶性的细胞。④巴氏 V 级,涂片中有癌细胞,可确定是癌症。

(3)宫颈碘试验:正常宫颈阴道部鳞状上皮含丰富糖原,碘溶液涂染后呈棕色或深褐色。不染色区说明该处上皮缺乏糖原,可能有病变。在碘不染色区取材活检可提高诊断率。

(4)阴道镜检查:宫颈刮片细胞学检查巴氏Ⅲ级及Ⅲ级以上、TBS 分类为鳞状上皮内病变,均应在阴道镜观察下选择可疑癌变区行宫颈活组织检查。

(5)宫颈和宫颈管活组织检查:为确诊宫颈癌及 SIL 的可靠依据。所取组织应包括间质及邻近正常组织。宫颈刮片阳性,但宫颈光滑,或宫颈活检阴性,应用小刮匙搔刮宫颈管,刮出物送病理检查。

(6)宫颈锥切术:对宫颈活检为子宫颈高度鳞状上皮内病变但不能除外浸润癌者,或活检为可疑微小浸润癌需要测量肿瘤范围或除外进展期浸润癌者,需行宫颈锥切术。手术可采用冷刀切除、环形电切除或冷凝电刀切除，切除组织送病理检查进一步明确诊断。

3. 宫颈癌的治疗

宫颈癌的治疗采用手术和放疗为主，化疗为辅的综合治疗方法。宫颈癌与所有实体肿瘤一样，早期或孤立复发病灶适合手术治疗。手术的优点是年轻患者可保留卵巢及阴道功能。宫颈癌绝大部分是鳞癌，对放射线敏感，通过体外和腔内放疗可使宫颈局部达到肿瘤致死的最大放射剂量。中晚期肿瘤多采用放、化疗结合的治疗。免疫靶向治疗是近几年治疗晚期复发性宫颈癌的新方法。

宫颈癌是可以预防的，应倡导女性提高对宫颈癌的认识，定期进行宫颈癌筛查，适龄女性接受 HPV 疫苗接种，改变生活方式，加强身体锻炼，增强体质，让宫颈癌彻底远离女性。

问题 88 HPV 阳性与宫颈癌的关系你知道吗？

目前已经发现，宫颈癌最主要的病因是 HPV 感染，尤其是高危型 HPV 感染是引起宫颈癌最常见的诱因。因此，在宫颈癌的筛查项目中，HPV 筛查为必选项目。

HPV 即人乳头瘤病毒，根据 HPV 基因序列结构不同，人们将 HPV 分为近 130 种基因型。根据生物学特征和致癌潜能，HPV 被分为高危和低危两种类型。HPV 高危型包括 16、18、31、33、35、39、45、51、52、56、58、59、68、73、82 型，其中 HPV16 型和 HPV18 型是危险性最高的。HPV 是一种具有种属特异性的嗜上皮性病毒，无外包膜，直径约 55 nm。HPV 不耐受高温，但能耐受低温。如果温度达到 100 ℃，一般不到30 秒就能灭活。

1. HPV 感染与 SIL 及其宫颈癌的关系

研究表明，HPV 感染能够引起子宫颈鳞状上皮内病变及宫颈癌的发生，特别是高危型 HPV 持续感染是宫颈癌发生的必要条件。①在 99.7% 的宫颈癌患者中都能发现高危型 HPV 感染。②HPV DNA 检测的滴度与宫颈癌病变程度成正相关。③HPV 感染与宫颈癌的发生有时序关系。宫颈鳞癌中 HPV16 的感染率约为 56%，腺癌中 HPV18 的感染率约为 56%，所以，高危型 HPV 感染是引起宫颈癌的主要原因。因此，HPV 感染的早期发现对于宫颈癌的预防具有重要意义。

2. HPV 的感染过程

HPV 具有高度的宿主特异性，人类为 HPV 的唯一宿主，主要感染人体特异部位皮肤、黏膜的复层鳞状上皮。低危型 HPV 会引起皮肤湿疣，高危型 HPV 比较容易感染黏膜。性接触为其主要的传染途径，其他途径如接触传播或母婴传播。性活跃女性的 HPV 感染率最高，感染的高峰年龄在 18～28 岁，但大部分女性的 HPV 感染期比较短，一般在 8～10 个月便可自行消失，只有 10%～15% 的 35 岁以上女性呈持续感染状态。这种持续感染 HPV 的女性，患宫颈癌的风险升高。女性的一生，可反复感染 HPV，也可同时感染多种不同型别的 HPV。人体很多部位都可感染 HPV，最常见于外阴、阴道、宫颈、肛门、男性生殖道等。

3. 宫颈癌的癌前筛查

通常有性生活的女性推荐 21 岁开始进行宫颈癌的癌前筛查，如果高危型 HPV DNA 和细胞学检查均为阴性，发病风险很低，一般间隔 3～5 年进行一次筛查就好；如果细胞学检查为阴性而高危型 HPV DNA 阳性，则发病风险增高，可以在 1 年后进行复查；若细胞学低度病变及以上，或 HPV16/HPV18 DNA 检测阳性，即使细胞学阴性，也应该进一步行阴道镜检查，若为阴性，则 1 年后复查。

对于 65 岁以上女性，若过去 20 年有完善的阴性筛查结果、没有高级别病变病史，可终止筛查。对于任何年龄的女性，如果因良性疾病切除全子宫且无高级别病变史也可终止筛查。

4. 感染 HPV 还有“救”

感染 HPV 并不代表就会得宫颈癌，只有高危型 HPV 病毒持续感染才可能引起 SIL 和宫颈癌，从 HPV 感染到宫颈癌，这个过程很长，一般需要

10~20年的发展时间。感染低危型HPV时，可以通过加强身体锻炼，规律生活，均衡饮食，保持乐观的心态来增强免疫力，还可配合抗病毒药物进行治疗。目前常使用的是干扰素。药物对于治疗HPV感染是有效的，但不是特效药。另外，女性患者还需要进一步检查白带常规，如果患有阴道炎，需要及时治疗，因为阴道炎的存在，可能会加重HPV的感染。感染高危型HPV时，需要进一步行阴道镜检查，必要时做宫颈活检，以便排除宫颈细胞学的病变，若宫颈细胞学提示病变，则需要及时就医进一步治疗。

5. HPV感染的预防

宫颈癌是可以预防的肿瘤，预防HPV感染是预防宫颈癌的主要措施，具体如下：①推荐预防性接种HPV疫苗（一级预防），提倡适龄女性接受HPV疫苗接种，通过阻断HPV感染预防宫颈癌的发生。②普及、规范宫颈癌筛查，早期发现SIL（二级预防）。③及时治疗高级别鳞状上皮内病变，阻断宫颈浸润癌的发生（三级预防）。④提高对宫颈癌的预防认识，及时接种疫苗，定期筛查。⑤建立健康的生活方式，提高卫生意识，保持外阴清洁，避免不洁接触。⑥加强身体锻炼，增强体质，预防感染。

目前上市并广泛应用的HPV疫苗有3种（表6-1），有需要的女性可以联系当地疾控中心或社区医院进行接种。

表6-1 HPV疫苗的种类及有效率

疫苗种类	预防	有效率
二价	HPV16和18相关的病变	98.1%
四价	HPV6、11、16和18相关的病变	最高至100%
	男性外生殖道疾病	90.4%
九价	HPV6、11、16和18相关的病变	超过99%
	HPV31、33、45、52和58相关的病变	96.7%

问题89 如何防治子宫内膜癌？

1. 子宫内膜癌的表现

约90%的子宫内膜癌患者会出现阴道出血或阴道排液的症状。

(1)阴道出血：不规则阴道出血是子宫内膜癌的主要症状，常为少量至中等量的出血。年轻女性或围绝经期女性常将其误认为是月经不调而忽视。在绝经后女性多表现为持续或间断性阴道出血。有些患者仅表现为绝经后少量阴道血性分泌物。晚期患者在出血中可能混有烂肉样组织。

(2)阴道排液：部分患者有不同程度的阴道排液，多为血性液体或浆液性分泌物，合并感染则有脓血性排液，恶臭。因异常阴道排液就诊者约占25%。

(3)疼痛：癌灶和其引发的出血或感染刺激子宫收缩，引起阵发性下腹痛。

(4)腹部包块：早期内膜癌一般不能触及腹部包块。

(5)全身表现：早期患者可无临床表现。但很多患者同时合并肥胖、高血压或糖尿病；长期出血患者可继发贫血；合并宫腔积脓者可有发热；晚期患者可触及腹部包块，出现下肢水肿或恶病质状态，还可于锁骨上、腹股沟等处触及肿大或融合的淋巴结等转移灶。

(6)妇科检查：早期患者常无明显异常，宫颈常无特殊改变，如果癌灶脱落，有时可见癌组织从宫颈口脱出。子宫可正常或大于相应年龄，合并肌瘤或宫腔积脓时，子宫可有增大。晚期宫旁转移时子宫可固定不动。有卵巢转移或合并分泌雌激素的卵巢肿瘤时可触及增大的卵巢。

2. 子宫内膜癌的治疗

子宫内膜癌的治疗原则应根据年龄、身体状况、病变范围和组织学类型，选择适当的治疗方式。早期患者以手术为主，术后根据高危因素选择辅助治疗；晚期患者采用手术、放疗与化疗综合治疗，也可选择孕激素治疗。手术和放、化疗后可给予患者中医中药治疗，固本扶正，以提高患者机体的免疫力。

治疗后应定期复查,75% ~95% 的复发发生在术后 2 ~3 年内。一般术后 2 ~3 年内每 3 个月检查 1 次,3 年后每 6 个月检查 1 次,5 年后每年检查 1 次。

3. 子宫内膜癌的预防措施

(1)重视绝经后女性阴道出血和绝经过渡期女性月经紊乱的诊治,一旦有此类现象,及时就诊。

(2)避免过量使用雌激素,长期用雌激素治疗或者雌激素过高的女性应定期检查。

(3)30 岁后行每年 1 次的妇科检查、经阴道超声和内膜活检。

问题 90 卵巢癌如何治疗?

卵巢癌是指生长在卵巢上的恶性肿瘤,其中 90% ~95% 为卵巢原发性癌,另外 5% ~10% 的卵巢癌是其他部位原发癌转移到卵巢的。由于卵巢癌早期缺乏症状,即使有症状也不特异,筛查又有限,早期诊断比较困难,就诊时 60% ~70% 已为晚期。卵巢癌的发病率低于宫颈癌和子宫内膜癌,但其死亡率却超过宫颈癌与子宫内膜癌之和,高居妇科癌症首位,是严重威胁女性健康的重大疾患。

1. 卵巢癌的表现

卵巢癌早期常无症状,晚期主要有下腹不适、腹胀、食欲下降等消化道症状。部分患者可出现消瘦、贫血等表现,有内分泌功能的肿瘤可出现不规则阴道流血或绝经后出血,不同组织学来源的卵巢癌症状略有不同。

(1)卵巢上皮性癌:早期症状不明显,一旦合并有腹水或转移,则有下腹不适、腹胀、食欲下降等表现。部分卵巢上皮性癌患者可出现短期内腹围迅速增大,同时伴有乏力、消瘦,或因肿瘤压迫而出现大小便次数增多。有胸腔积液者可出现气短、不能平卧等表现。

(2)卵巢恶性生殖细胞肿瘤:常有腹部包块、腹胀的症状,可因肿瘤内出血或坏死感染而出现发热。当肿瘤出现扭转、破裂时,可出现剧烈腹痛等急腹症表现。卵巢未成熟畸胎瘤的患者中60%有腹水，且因腹水使体质消耗、体重减轻；卵黄囊瘤增长速度快，体积较大，又易出现包膜破裂，起病急，出现症状一般只需2~4周。

(3)卵巢恶性性索间质肿瘤：多数患者表现为腹部包块、内分泌紊乱。雌激素分泌如发生于儿童可出现假性性早熟，发生于绝经后女性可出现绝经后阴道流血；雄激素分泌可出现男性化征象。

(4)转移性肿瘤：卵巢转移癌在早期和其他早期卵巢癌一样并无症状。有些伴有一些原发病灶的症状。如原发于胃肠道者，可有腹痛、腹胀、肠道症状或体重下降等；原发于子宫内膜癌者，可有不规则阴道出血或白带增多史；乳腺癌卵巢转移病程较缓慢，患者多无自觉症状。

2. 卵巢癌的治疗

卵巢癌的治疗以手术为主，辅以化学药物治疗（简称化疗）、放射治疗（简称放疗）等综合治疗。

(1)手术治疗：手术是治疗卵巢癌的主要手段。初次手术的彻底性与预后密切相关。早期患者应行全面分期手术；晚期者行减瘤术。手术的目的是尽可能切除所有原发灶和转移灶，使残余肿瘤病灶达到最少，必要时可切除部分肠管、膀胱、脾脏等脏器。

(2)化学药物治疗：卵巢上皮性癌对化疗敏感，即使已有广泛转移也能取得一定疗效。除经过全面分期手术的ⅠA和ⅡB期、黏液性癌、低级别浆液性癌和子宫内膜样癌不需化疗外，其他类型的患者均需化疗。

化疗主要用于：①初次手术后辅助化疗，以杀灭残余癌灶，控制复发，缓解症状，延长生存期；②术前化疗可使肿瘤缩小，为达到满意手术创造条件；③作为不能耐受手术者的主要治疗，但较少应用。

(3)靶向治疗：可作为辅助治疗手段。

(4)放射治疗：治疗价值有限。对于复发患者可选用姑息性局部放射治疗。

3. 卵巢癌的预后

(1)卵巢癌易于转移和复发，总体预后较差。卵巢癌主要通过直接蔓延和腹腔种植途径转移。

（2）卵巢癌经治疗后获得完全缓解的患者，治疗后的前两年应每3个月复查1次，第3～5年每4～6个月复查1次，5年后每年复查1次。复查项目包括妇科检查、肿瘤标志物检查、超声检查等，根据情况选用CT、MR和胸部X线片等影像学检查。

问题91 什么是畸胎瘤？

很多患者看到“畸胎瘤”这个诊断就开始恐慌，尤其是“畸胎”和“瘤”这三个字。但是大部分人对于畸胎瘤认识不清，有很多误解。下面一起了解一下畸胎瘤。

畸胎瘤是最常见的生殖细胞肿瘤，来源于胚胎性腺的原始生殖细胞。肿瘤组织多数成熟，少数未成熟；多数为囊性，少数为实性。肿瘤的良、恶性以及恶性程度取决于组织分化程度。绝大多数为良性，恶性少见。

1. 畸胎瘤的分类

畸胎瘤一般分为成熟畸胎瘤和未成熟畸胎瘤两大类。

（1）成熟畸胎瘤：又称皮样囊肿，属于良性肿瘤，占卵巢肿瘤的10%～20%、卵巢畸胎瘤的95%以上。可发生于任何年龄段，20～40岁居多。多为单侧，成熟畸胎瘤中含有分化完全的人体组织，包括皮肤、毛发、牙齿、骨骼等。

（2）未成熟畸胎瘤：属于恶性肿瘤，占卵巢畸胎瘤的1%～3%。多见于年轻患者，平均年龄为11～19岁。没有或少有成形的组织，结构不清，含有不成熟的神经成分。这种不成熟的神经成分越多，肿瘤的恶性程度越高。

2. 畸胎瘤的发病原因

畸胎瘤是来源于生殖细胞的肿瘤，生殖细胞异常分化会导致畸胎瘤的形成，遗传因素、环境因素、内分泌因素、生活习惯等都会导致畸胎瘤的产生，一般手术治疗愈后良好。

3. 畸胎瘤的高危人群

（1）生育期的女性：生育期女性会发生卵巢畸胎瘤，约占原发性畸胎瘤的15%。

（2）婴幼儿：胚胎在发育过程中自身细胞没有正常发育可导致畸胎瘤的产生。

（3）受到电离辐射者：电离辐射对人体产生刺激，会促使人体细胞不正常分化形成畸胎瘤。

4. 畸胎瘤的症状及治疗

由于早期肿瘤体积较小，很多畸胎瘤的患者并没有什么症状，在体检做妇科检查或B超时才偶然发现。随着肿瘤体积增长到中等大小（6～8 cm）时，可能会出现蒂扭转及压迫症状。若瘤体过大，重心往往偏于一侧，有可能会造成扭转，出现小腹部的绞痛、恶心、呕吐。长时间的扭转，会使卵巢缺血坏死，最终必须手术治疗。若压迫膀胱，可出现尿频、排尿困难；压迫直肠，可出现下坠感及大便不畅；压迫输卵管，可造成不孕等。即使没有发生扭转，如果畸胎瘤长到10 cm以上，也会严重破坏卵巢的正常组织；即使手术摘除畸胎瘤，剩余的卵巢组织功能也可能下降。

总之，卵巢畸胎瘤一旦形成是不可能消失的，也没有任何药物可以有效治疗，尽早手术是其最佳治疗方案。

问题92 如何治疗葡萄胎？其预后如何？

葡萄胎是指因妊娠后胎盘绒毛滋养细胞增生、间质水肿，而形成大小不一的水泡，水泡间借蒂相连成串，形如葡萄而命名，也称水泡状胎块。葡萄胎是胚胎的一部分组织发生病变后形成的一种疾病，又分为部分性葡萄胎和完全性葡萄胎。部分性葡萄胎仅部分绒毛呈水泡状，合并胚胎或胎儿组织，胎儿多已死亡，且常伴发育迟缓或多发性畸形，合并足月儿极少。完全性葡萄胎是水泡状物占满整个宫腔，胎儿及附属物缺如，水泡大小不一，直径数毫米至数厘米不等。临床上以完全性葡萄胎多见。完全性葡萄胎发生恶变的概率较大。所以,应重视这种疾病,诊断为完全性葡萄胎者需要进行基因检测。

1. 葡萄胎的发病原因

葡萄胎发生的确切原因尚不清楚,但病例对照研究发现,葡萄胎与孕妇年龄、营养状况及社会经济因素、前次妊娠史有关。

(1)*孕妇年龄*:未成年与高龄均是葡萄胎发病的危险因素,大于35岁、小于20岁均是葡萄胎发生的高危因素。研究显示,年龄大于35岁者,葡萄胎的发病率增加5倍;年龄大于40岁者,发病率增加10倍;小于20岁者,葡萄胎的发病率也显著增高。葡萄胎的发生可能与基因组印记紊乱有关。这两个年龄段容易发生葡萄胎可能与异常受精有关。

(2)*营养状况及社会经济因素*:相关研究显示,葡萄胎的发生与维生素A、动物脂肪及前体胡萝卜素等营养素摄入减少有关。在这里要提醒大家,在备孕过程中,一定要注意营养均衡。

(3)*妊娠史*:前次妊娠有葡萄胎史者,再次妊娠葡萄胎的发生率明显增高。

此外,流产和不孕也是葡萄胎的高危因素。具有以上高危因素者,要警惕葡萄胎的发生。

2. 葡萄胎的表现

(1)*完全性葡萄胎*:表现为停经后阴道流血、子宫异常增大,妊娠呕吐等。

①停经后阴道流血:为最常见的症状。一般在停经8~12周开始出现不规则阴道流血,量多少不定。葡萄胎组织有时可自行排出,排出前与排出后常伴有大量流血。反复流血若不及时治疗,可继发贫血和感染。

②子宫异常增大、变软:因葡萄胎迅速增长及宫腔内积血导致子宫大于停经月份,质地变软,并伴有HCG水平异常升高。

③妊娠呕吐:出现时间较正常妊娠早,症状严重且持续时间长。若呕吐严重且未及时纠正,可导致水、电解质平衡紊乱。

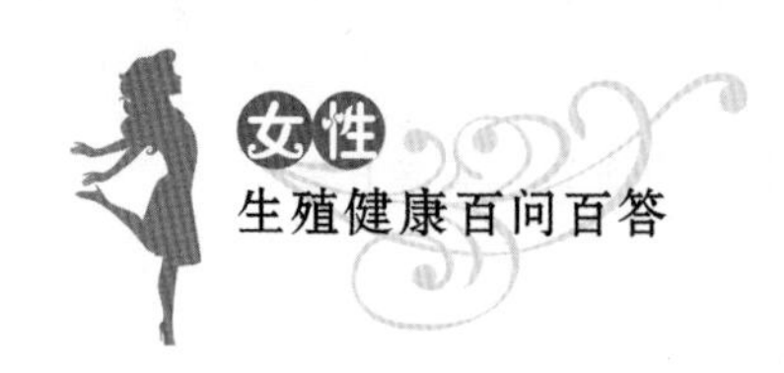

④子痫前期征象：多发生于子宫异常增大和HCG水平异常升高者，可在妊娠早期出现高血压、蛋白尿和水肿。

⑤甲状腺功能亢进：心动过速、多汗和震颤，血清游离 T_3、T_4 水平升高，但突眼少见。

⑥腹痛：多表现为阵发性下腹痛，一般不剧烈，能忍受，常发生于阴道流血之前。

⑦卵巢黄素化囊肿：是大量HCG刺激卵巢卵泡内膜细胞发生黄素化而造成的。囊肿表面光滑，活动度好，切面为多房，囊壁薄，囊液清亮或琥珀色。黄素化囊肿常在葡萄胎清宫后2～4个月自行消退。

（2）部分性葡萄胎：也常表现为停经后阴道流血，其他症状少，程度也比完全性葡萄胎轻。

3. 葡萄胎的治疗

（1）清宫：葡萄胎诊断一经成立，应及时清宫。但清宫前首先应注意有无休克、子痫前期、甲状腺功能亢进及贫血等合并症，出现时应先对症处理，稳定病情。停经大于16周的葡萄胎清宫术一般选用吸刮术，其具有手术时间短、出血少、不易发生子宫穿孔等优点。清宫术应在手术室内进行，在输液、备血准备下，充分扩张宫颈管，选用大号吸管吸引。待葡萄胎组织大部分吸出、子宫明显缩小后，改用刮匙轻柔刮宫。

（2）预防性化疗：应对高危患者进行预防性化疗。高危因素如下。①年龄>40岁；②葡萄胎排出前HCG值异常增高；③滋养细胞增生明显或不典型增生；④葡萄胎清除后，HCG不呈进行性下降，而是降至一定水平后即持续不再下降或始终处于高值；⑤出现可疑转移灶者；⑥无条件随访者。预防性化疗一般只用一种药物，但化疗药物用量应同治疗滋养细胞肿瘤的用药量，不可减量。化疗尽可能在清宫前3天开始，持续1个或2个疗程。

（3）子宫切除术：年龄超过40岁，无生育要求，有恶变倾向，HCG效价异常增高者，可手术切除子宫。

（4）卵巢黄素化囊肿的处理：葡萄胎清除后，黄素化囊肿可自行消退，一般不需处理。如卵巢黄素化囊肿发生急性蒂扭转，在B超或腹腔镜下穿刺吸液后可自然复位；若扭转时间长，发生血运障碍，卵巢坏死，则需手术治疗。

4. 葡萄胎的预后

正常情况下,葡萄胎排空后,血清 HCG 稳定下降,首次下降至正常的平均时间为 9 周,最长不超过 14 周。若葡萄胎排空后 HCG 持续异常,要考虑妊娠滋养细胞肿瘤的可能。当出现下列高危因素之一时要考虑为高危葡萄胎:HCG >100000 U/L;子宫明显大于相应的孕周;卵巢黄素化囊肿直径 >6 cm 或双侧黄素化囊肿;年龄 >40 岁;重复葡萄胎史;妊娠并发症,如妊娠剧吐、甲状腺功能亢进等。

再发倾向:1 次葡萄胎后,再次葡萄胎的发生风险不足 1/50;2 次葡萄胎后,再次葡萄胎的风险约为 1/6;3 次葡萄胎后,再次葡萄胎的风险约为 1/2。

5. 葡萄胎术后随访的重要性

葡萄胎患者清宫后必须定期随访,以便尽早发现妊娠滋养细胞肿瘤并及时处理。随访可早期发现恶变,及时治疗。

(1)定期 HCG 测定:葡萄胎清宫后每周测一次 HCG,直至连续 3 次阴性;以后每个月测一次,共 6 个月;再每 2 个月测一次,共 6 个月,其测定自第一次阴性后共计 1 年。

(2)询问病史:关注有无阴道流血、咳嗽、咯血等症状。

(3)定期妇科检查:必要时行超声、X 线胸片或 CT 检查。

(4)葡萄胎患者随访期间应可靠避孕:由于葡萄胎后妊娠滋养细胞肿瘤极少发生在 HCG 自然降至正常以后,所以避孕时间至少 6 个月。因葡萄胎有阴道出血及清宫治疗,导致气血耗伤,而且血 HCG 下降需要一个过程。因此,葡萄胎清宫后,最好避孕 1 年以上,待全身气血恢复后再计划怀孕。若发生随访不足 6 个月的意外妊娠,只要 HCG 已经正常,不需要考虑终止妊娠。妊娠后,应在妊娠早期行超声检查和 HCG 测定,以明确是否正常妊娠,产后也需 HCG 随访至正常。避孕方法可选用避孕套或口服避孕药。不选用宫内节育器,以免混淆子宫出血的原因,或造成穿孔。

问题 93 什么是妊娠滋养细胞肿瘤?如何治疗?

妊娠滋养细胞肿瘤 60% 继发于葡萄胎妊娠,30% 继发于流产,10% 继发于足月妊娠或异位妊娠。其中，侵蚀性葡萄胎全部继发于葡萄胎妊娠；绒毛膜癌（简称绒癌）可继发于葡萄胎妊娠，也可继发于非葡萄胎妊娠。侵蚀性葡萄胎恶性程度低于绒癌，预后较好。绒癌恶性程度极高，发生转移早而广泛，在化疗药物问世以前，其死亡率高达 90% 以上，但随着诊断技术及化疗的发展，其预后已得到了极大的改善。

1. 妊娠滋养细胞肿瘤的表现

（1）*无转移滋养细胞肿瘤*：大多数继发于葡萄胎妊娠。

①阴道流血：在葡萄胎排空、流产或足月产后，有持续的不规则阴道流血，量多少不定；也可表现为一段时间的正常月经后再停经，然后又出现阴道流血。长期阴道流血者可继发贫血。

②子宫复旧不全或不均匀性增大：常在葡萄胎排空后 4 ~ 6 周子宫尚未恢复到正常大小，质地偏软。也可受肌层内病灶部位和大小的影响，表现为子宫不均匀性增大。

③卵巢黄素化囊肿：由于 HCG 的持续作用，在葡萄胎排空、流产或足月产后，双侧或一侧卵巢黄素化囊肿持续存在。

④腹痛：一般无腹痛，但当子宫病灶穿破浆膜层时可引起急性腹痛及腹腔内出血症状。若子宫病灶坏死继发感染也可引起腹痛及脓性白带。黄素化囊肿发生扭转或破裂时也可出现急性腹痛。

⑤假孕症状：由于 HCG 及雌、孕激素的作用，可表现为乳房增大，乳头及乳晕着色，甚至有初乳样分泌，外阴、阴道、宫颈着色，生殖道质地变软。

（2）*转移性滋养细胞肿瘤*：最常见的转移部位是肺，其次是阴道，再者是盆腔、肝和脑等。局部出血是各转移部位症状的共同特点。

①肺转移：可无症状，仅通过 X 线胸片或肺部 CT 来诊断。典型表现为胸痛、咳嗽、咯血及呼吸困难。这些症状常呈急性发作，但也可呈慢性持续状态。少数情况下，可因肺动脉滋养细胞瘤栓形成，造成急性肺梗死，出现肺动脉高压、急性肺衰竭及右心衰竭。

②阴道转移：转移灶常位于阴道前壁及穹隆，呈紫蓝色结节，破溃时引起不规则阴道流血，甚至大出血。一般认为系宫旁静脉逆行性转移所致。

③肝转移：为不良预后因素之一，多同时伴有肺转移。病灶较小时可无

症状，也可表现为右上腹部或肝区疼痛、黄疸等。若病灶穿破肝包膜，可出现腹腔内出血，导致死亡。

④脑转移：预后凶险，为主要的致死原因。一般同时伴有肺转移和（或）阴道转移。转移初期多无症状。脑转移的形成可分为3个时期，首先为瘤栓期，可表现为一过性脑缺血症状如猝然跌倒、暂时性失语、失明等。继而发展为脑瘤期，即瘤组织增生侵入脑组织形成脑瘤，出现头痛、喷射样呕吐、偏瘫、抽搐直至昏迷。最后进入脑疝期，因脑瘤增大及周围组织出血、水肿，造成颅内压进一步升高，脑疝形成，压迫生命中枢，最终死亡。

⑤其他转移：包括脾、肾、膀胱、消化道、骨等，其症状视转移部位而异。

2. 妊娠滋养细胞肿瘤的诊断

（1）*血清HCG测定*：HCG水平异常是妊娠滋养细胞肿瘤的主要诊断依据。影像学证据支持诊断，但不是必需的。

葡萄胎后滋养细胞肿瘤的诊断标准：在葡萄胎清宫后HCG随访的过程中，凡符合下列标准中的任何一项且排除妊娠物残留或再次妊娠即可诊断为妊娠滋养细胞肿瘤。①HCG测定4次（即1，7，14，21日）呈高水平平台状态（±10%），并持续3周或更长时间；②HCG测定3次（即1，7，14日）上升（>10%），并至少持续2周或更长时间；③HCG水平持续异常达6个月或更长时间。

非葡萄胎后滋养细胞肿瘤的诊断标准：当流产、足月产、异位妊娠后，出现异常阴道流血、脏器出血（如腹腔、肺、脑等）、肺部症状、神经系统症状等时，应考虑滋养细胞肿瘤的可能，及时行血HCG检测。对HCG检测异常者，结合临床表现并除外妊娠物残留或再次妊娠，可诊断为妊娠滋养细胞肿瘤。

（2）*超声检查*：是诊断子宫原发病灶最常用的方法。

（3）*X线胸片*：为常规检查。肺转移典型的X线征象为棉球状或团块状阴影，转移灶以右侧及中下部肺较为多见。胸片可见病灶是肺转移灶计数的依据。

（4）*CT和磁共振检查*：胸部CT可以发现肺部较小病灶，是诊断肺转移的依据。磁共振主要用于脑、腹腔和盆腔转移灶的诊断。对X线胸片阴性者，应行常规胸部CT检查。对X线胸片或胸部CT阳性者，应常规行脑、肝CT或磁共振检查。

(5)其他检查:如血细胞和血小板计数、肝肾功能检查等。

3. 妊娠滋养细胞肿瘤的治疗

妊娠滋养细胞肿瘤的治疗原则:采用以化疗为主、手术和放疗为辅的综合治疗。必须在明确临床诊断的基础上,根据病史、体征及各项辅助检查的结果,判断出正确的临床分期,并根据预后评分将患者评定为低危(通常包括≤6分的Ⅰ、Ⅱ、Ⅲ期)或高危(通常包括≥7分的Ⅰ、Ⅱ、Ⅲ期和Ⅳ期),再结合骨髓功能、肝肾功能及全身情况等评估,制定适合的治疗方案,以实施分层治疗。

(1)化疗:常用的一线化疗药物有甲氨蝶呤、放线菌素-D等。低危患者选择单一药物化疗,高危患者选择联合化疗。

(2)手术治疗:主要用于化疗的辅助治疗。手术治疗对控制大出血等并发症、切除耐药病灶、减少肿瘤负荷和缩短化疗疗程等方面有作用,可在一些特定的情况下应用。常用的手术有子宫切除术、肺叶切除术等。

(3)放疗:应用较少,主要用于肝、脑转移和肺部耐药病灶的治疗。

4. 预后及耐药复发病例的治疗

几乎全部无转移和低危转移患者均能治愈,但尚有20%左右的高危转移病例出现耐药和复发,并最终死亡。对这类患者如何治疗仍然是妊娠滋养细胞肿瘤治疗的一大难题。

(1)治疗前准确分期和评分,给予规范的化疗方案,以减少耐药和复发。

(2)采用由有效二线化疗药物组成的联合化疗方案。

(3)采用综合治疗,并探索新的治疗手段。

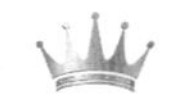

第 7 章

妇科检查篇

问题 94　妇科检查都有哪些项目？

妇科检查包括外阴、阴道、宫颈、宫体、双侧附件的检查及一些常用的特殊检查。

1. 外阴检查

观察外阴发育、阴毛多少和阴毛的分布情况，有无畸形、溃疡、皮炎、赘生物或肿块，注意皮肤和黏膜的色泽与质地变化，有无增厚、变薄或萎缩等。

2. 阴道检查

通过窥阴器可以观察到阴道前壁、后壁、侧壁、阴道是否通畅，阴道分泌物的量、色、质、味，阴道黏膜的色泽、皱襞，有无溃疡、肿物、赘生物等。若患者有多产、尿失禁史，嘱其向下屏气，观察有无阴道前、后壁脱垂或子宫脱垂。

3. 宫颈检查

宫颈检查包括宫颈的大小、颜色、外口形状，有无出血、肥大、糜烂样改变、撕裂、外翻、腺囊肿、息肉、赘生物，宫颈管内有无出血或分泌物等。

4. 双合诊检查

双合诊检查是妇科检查的重要项目。检查者一手的一指或两指放入阴道，另一手在腹部配合检查，称为双合诊。目的在于检查子宫的位置、大小、软硬度、活动度、有无压痛，触摸双侧附件有无肿块、增厚或压痛。偶可触及正常卵巢，患者可有酸胀感。正常情况下输卵管不可扪及，输卵管发生炎症、积水时或可触及。无性生活或有其他原因不宜行双合诊者可行直肠腹部双合诊。

5. 三合诊检查

经直肠、阴道、腹部联合触诊，称为三合诊。以一手食指伸入阴道，中指伸入直肠，另一手置于下腹部协同触诊。除了检查子宫、附件的情况外，三合诊在检查生殖器肿瘤、生殖器结核、子宫内膜异位症、宫颈癌的分期时显得尤为重要。

6. 白带常规

白带常规用于判断阴道内部清洁程度、酸碱程度及有无病原和微生物的感染，确定有无炎症，判断炎症的类型。

7. 宫颈脱落细胞 HPV 检测

HPV 检测是宫颈癌筛查的重要方法，通过宫颈刮片检查可以判断是否感染 HPV 病毒。

8. 薄层液基细胞检测（TCT）

TCT 是目前较为先进的宫颈脱落细胞学的检查，目的是检查宫颈细胞是否变性，同时还能发现微生物感染和部分癌前病变，与 HPV 的联合筛查对判断宫颈癌及 SIL 具有重要意义。

9. 性激素水平测定

性激素水平测定通常在月经来潮的 2 ~ 3 天抽血化验，用于判断下丘脑 - 垂体 - 卵巢轴的功能，间接反映卵巢情况。对治疗效果检测、预测排卵时间、寻找不孕的原因有重要意义，还可作为卵巢早衰及多囊卵巢综合征的辅助诊断。

10. 妇科B超

子宫和卵巢在B超中可以很好地显示，大多数器质性病变都能看到，可用于诊断卵巢囊肿、子宫肿瘤、子宫畸形、流产、异位妊娠、葡萄胎、多囊卵巢综合征、盆腔炎症包块和积液等疾病。还可看到子宫内膜厚度，卵泡数目、大小及成熟度，帮助预测排卵时间。

目前，随着医疗技术的不断发展，妇科的检查也越来越全面，这些检查可以协助医生更好地做出诊断，及时反馈治疗情况，对疾病的预后和转归都有很大的帮助。

问题95 如何从白带化验结果判断妇科炎症的类别？

1. 白带

白带是女性阴道分泌物，由阴道黏膜渗出液、宫颈管及子宫内膜腺体分泌物等混合而成，其形成与性激素的作用有关。白带分为生理性白带和病理性白带两种。

(1)生理性白带：即正常白带，呈白色稀糊状或蛋清样，黏稠，量少，无腥臭味，其质与量随月经周期而改变。月经干净后，白带量少、色白，呈糊状；在排卵期，由于宫颈腺体分泌旺盛，白带增多，透明，微黏，呈蛋清样；行经之前，因盆腔充血，阴道黏膜渗出物增加，白带往往增多。

正常阴道内有多种微生物存在，这些微生物与阴道之间相互依存、相互制约，达到了动态的生态平衡，并不致病。雌激素在维持阴道微生态平衡中起重要作用。

(2)病理性白带：是指生殖道炎症(如阴道炎和急性宫颈炎)或发生癌变时，白带量显著增多且性状改变，或伴全身、局部症状。当阴道微生态平衡被破坏时，则可能导致阴道感染的发生。绝经后人群因雌激素水平低下，易发生萎缩性阴道炎。频繁性交、阴道灌洗可使阴道pH值升高，不利于乳杆菌生长，若厌氧菌过度生长，易导致细菌性阴道病。长期应用广谱抗生素，也可抑制乳杆菌生长，若真菌过度增殖，可导致外阴阴道假丝酵母菌病。

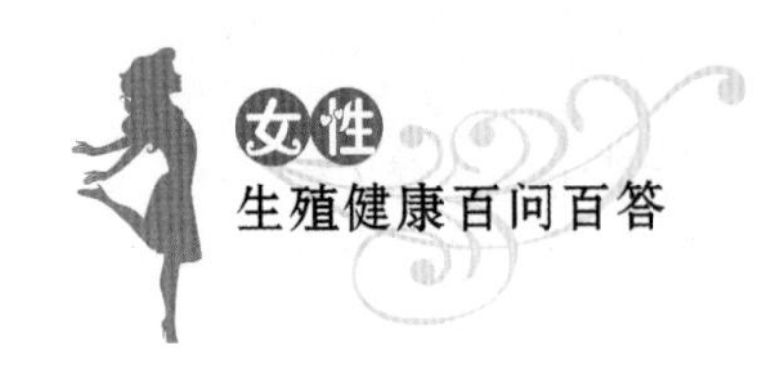

2. 白带检查

(1)白带常规检查:是妇科常见的一种检查,包括阴道 pH 值、阴道清洁度、微生物检查、胺试验和线索细胞检查。它可用来判断女性白带是否异常,是一项有关女性生理卫生的身体检查。

①阴道分泌物的 pH 值:常用 pH 值来表示酸碱度。正常阴道 pH 值≤4.5,多在 3.8~4.4,呈弱酸性,可防止致病菌在阴道内繁殖。患有滴虫阴道炎或细菌性阴道病时,白带的 pH 值上升,可大于5。青春期后由于卵巢性激素的刺激,使黏膜上皮细胞内含有丰富的动物淀粉,经阴道杆菌分解作用后变成乳酸,以致阴道内分泌物呈弱酸性,可防止致病菌在阴道内繁殖,这便是阴道的自净作用。

②阴道清洁度:可分为 4 级。其中,Ⅰ、Ⅱ为正常范围;Ⅲ、Ⅳ为异常,属于阴道炎症的表现,同时常可发现真菌、阴道滴虫等。做清洁度检查时,应同时做滴虫、真菌检查。白带经过处理后在显微镜下可以根据其形态发现有无病原菌、滴虫。

③滴虫:滴虫检查阳性提示为滴虫阴道炎。

④胺试验:患细菌性阴道病的白带可发出鱼腥味,它是由存在于白带中的胺通过氢氧化钾碱化后挥发出来所致。

⑤线索细胞:是指细菌性阴道病患者有许多杆菌凝聚在阴道上皮细胞边缘,在悬滴涂片中见到阴道上皮细胞边缘呈颗粒状或点画状致使模糊不清者即为线索细胞。它是细菌性阴道病最敏感、最特异的体征,临床医生根据胺试验阳性及有线索细胞即可做出细菌性阴道病的诊断。

(2)检查前的注意事项如下。

① 妇科检查时间要避开月经期,一般为月经干净后 3~7 天。

② 妇科常规检查前 3 天之内不要有性生活,因为男方的精液和安全套上的杀精剂都可能出现在第二天的化验样本中,干扰医生的判断。

③妇科检查前 7 天之内不要使用任何阴道药物,任何治疗阴道感染的药物或者润滑剂等都会影响化验样本,覆盖异常细胞,影响检查结果。白带标本应立即送检,不要耽误。

④妇科检查前 7 天之内避免妇科的阴道操作,如上环、取环、阴道 B 超

检查等。

⑤检查的前一天晚上洗澡要选择淋浴，不要盆浴，以免干扰不正常分泌物和异常细胞，影响医生做出正确诊断。

⑥检查时患者要放松心情，积极配合检查。妇科检查当日应穿便于检查的衣服，长度适中的裙子是比较好的选择。

3. 白带检查的正常值

(1)阴道 pH 值:3.8 ~4.4。

(2)阴道清洁度: Ⅰ、Ⅱ度属正常。

(3)微生物检查:阴性。

(4)胺试验:阴性。

(5)线索细胞检查:阴性。

4. 异常白带

白带是反应女性身体健康的一个重要标志，当女性发现自己的白带有异常时，应及时到医院就诊检查。

(1)脓性白带:白带色黄或黄绿，如脓样，有臭味。一般由感染造成，常见于滴虫阴道炎、慢性宫颈炎等。

(2)无色透明黏液性白带:外观与排卵期的正常白带相似，量多，常见于应用雌激素类药物后。

(3)血性白带:白带如染血，应警惕宫颈癌、宫体癌等恶性肿瘤。宫颈息肉、重度慢性宫颈炎、宫内节育器、萎缩性阴道炎、黏膜下子宫肌瘤等良性病变也会有此症状。

(4)豆腐渣样白带:是外阴阴道假丝酵母菌病的特征。

(5)黄水样白带:多由于病变组织坏死所致，常见于宫颈癌、黏膜下子宫肌瘤、输卵管癌等。

(6)脓血样白带:为阿米巴性阴道炎的特征。

问题96 判断卵巢功能需要做哪些检查？

卵巢为一对扁椭圆形的性腺，是产生与排出卵子，并分泌甾体激素的性器官，其主要功能是产生卵子、排卵和分泌性激素，具有生殖功能和内分泌功能。在女性一生的不同阶段，卵巢的功能有较大变化。卵巢的功能能够直接影响到女性的生殖能力。卵巢功能不好的患者常不能自然怀孕。如果卵巢的功能出现早衰，那么女性也就会提前进入“老年期”。因此，卵巢功能对女性来说是非常重要的。临床上常用的卵巢功能检查有性激素水平测定、抗米勒管激素测定、妇科超声检查、基础体温测定、宫颈黏液检查、阴道脱落细胞学检查、子宫内膜活组织检查。

1. 性激素水平测定

性激素包括卵泡刺激素、黄体生成素、雌二醇、孕酮、睾酮、催乳素。通过检测血清性激素水平可以判断卵巢功能。各项性激素水平随着月经周期不同而有不同的变化。将月经周期第2～4天卵泡早期测定的激素称为基础性激素。一般根据基础性激素来判断卵巢功能。

（1）卵巢功能正常：卵泡刺激素（卵泡期）值为3.5～12.5 U/L；黄体生成素（卵泡期）值为2.4～12.6 U/L；催乳素（非妊娠期）值为4.79～23.3 μg/L；雌二醇（卵泡期）值为46～609 pmol/L；孕酮（卵泡期）值为0.64～4.77 nmol/L；睾酮（卵泡期）值为0.29～1.67 nmol/L。

（2）卵巢储备功能减退：间隔1个月以上2次基础FSH值＞12～25 U/L被认为卵巢储备功能减退，可以预测卵巢低反应。测定血清FSH值＞12 U/L，提示卵巢储备功能已经下降。

（3）早发性卵巢功能不全：在月经周期的2～4日或闭经时随机抽血检测，两次检测间隔4周，至少两次血清基础FSH＞25 U/L；基础雌二醇水平因疾病初期卵泡的无序生长而升高（＞50 pg/mL），继而降低（＜5 pg/mL）。FSH＞20 U/L预示患者可能已经步入卵巢功能衰退的进程中。

（4）卵巢早衰：FSH＞40 U/L，间隔1个月内至少升高2次，一般雌二醇＜73.2 pmol/L。若随机测定FSH＞40 U/L，则提示卵巢功能衰退。

2．抗米勒管激素（AMH）测定

抗米勒管激素是一种二聚体糖蛋白，属于一种转化生长因子，由生长中的晚期窦前卵泡及小窦卵泡中的颗粒细胞分泌。AMH水平相对于其他评估卵巢储备的血清标记物有其优势，因为它是由小窦卵泡直接产生的，所以能最直接地反映卵巢储备情况，且AMH分泌稳定，不受月经周期的影响，是一个无周期性的标记物。AMH水平与年龄有关，女性出生时血清中可检测到少量的AMH，青春期达到高峰，然后随着年龄的增长，原始卵泡的消耗，AMH水平逐渐下降，至绝经期几乎检测不到。AMH数值越高，代表卵子存量越多；数值越低，说明卵巢功能越差。AMH正常浓度为2～6.8 ng/mL。若卵巢功能减退，患者血清AMH降低。

（1）卵巢储备功能减退：窦卵泡数＜5～7个，AMH＜0.5～1.1 μg/L。

（2）早发性卵巢功能不全：AMH ≤1.1 ng/mL。

（3）卵巢早衰：AMH浓度几乎检测不到。

3．妇科超声检查

超声下卵巢的大小及卵泡数量、大小可提示卵巢的发育情况。

（1）正常子宫及卵巢：子宫长7～8 cm，宽4～5 cm，厚2～3 cm；卵巢大小为4 cm×3 cm×1 cm。

（2）卵巢储备功能减退：多数患者的超声显示卵巢和子宫缩小，双侧卵巢窦卵泡数＜5～7个，提示卵巢储备功能下降。

（3）早发性卵巢功能不全：双侧卵巢体积较正常明显缩小，双侧小窦卵泡数＜5个。

（4）卵巢早衰：多数患者盆腔超声显示卵巢和子宫缩小，卵巢中无卵泡。但1/3以上染色体核型正常的患者盆腔超声检查可有卵泡存在，但多数卵泡不具有正常功能。

4．基础体温测定

一般在睡眠6～8小时以上，醒后尽量保持体态安静，不起床、不说话等，

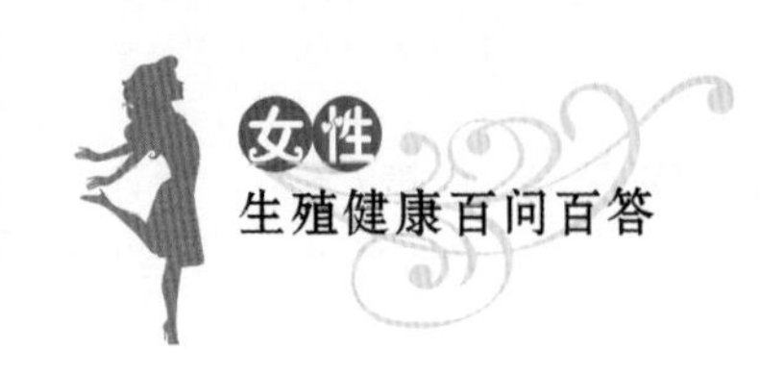

用体温计测得的舌下体温即为基础体温。通过绘制基础体温曲线图可以判断卵巢排卵功能。

女性基础体温会随着月经周期而发生变化。卵泡期基础体温低，排卵期更低，排卵后在孕激素影响下，体温升高 0.3 ~0.5 ℃，直至月经来潮又下降，这种体温变化被称作双相型基础体温。

(1) 双相型基础体温：表示有排卵。正常黄体期不少于 12 天，体温上升幅度不低于 0.3 ~0.5 ℃，提示卵巢功能正常。

(2) 可能受孕的基础体温：高温相 >14 天，提示有排卵，卵巢功能正常。如果体温上升后持续 3 周以上不下降并有闭经，可能为妊娠。

(3) 单相型基础体温：月经周期后半期体温不上升则属单相型基础体温，表示无排卵，也无黄体形成。持续低温，提示卵巢功能不良。

5. 宫颈黏液检查

宫颈黏液受雌激素和孕激素的影响而发生周期性变化。在雌激素影响下，可产生稀薄的、似蛋清样、拉丝长度可达 10 cm 的含水量高的宫颈黏液；在孕激素影响下，宫颈黏液变黏稠，拉丝长度仅为 1 ~2 cm。宫颈黏液在雌激素影响下出现羊齿叶状结晶，从月经周期第 7 日起即依次出现不典型结晶、较典型结晶，在排卵期出现典型结晶，排卵后结晶逐渐减少，一般在月经周期第 22 日不再出现结晶，而在孕激素的影响下可出现椭圆体。本检查常用于不孕、月经失调及早孕等的诊查。

(1) 宫颈黏液涂片典型结晶：多表示接近排卵期，对不孕患者有指导意义。闭经患者如持续出现典型结晶，说明雌激素水平过高。

(2) 无结晶形成或仅有不典型结晶：多为雌激素水平过低。

(3) 涂片持续出现排列成行的椭圆体，而无羊齿叶状结晶出现：为妊娠现象。

(4) 早孕时涂片见不典型结晶：预示有先兆流产的可能。

6. 阴道脱落细胞学检查

阴道上皮细胞受卵巢激素的影响而有周期性改变，妊娠时也有相应的变化，故观察阴道脱落细胞可以间接了解卵巢及胎盘功能。为诊断卵巢功能进行的阴道脱落细胞检查，可主要了解雌激素水平。雌激素水平越高，阴道上皮细胞分化越成熟。在雌激素影响下，阴道上皮表层细胞增多，细胞核致密，故以致密核细胞百分数表示雌激素影响的程度。当雌激素水平低落时，表层细胞极少出现底层细胞，故以底层细胞百分数表示雌激素低落程度。阴道涂片检查见中层和底层细胞多，表层细胞极少或无，无周期性变化，提示病变在卵巢，如卵巢早衰。

雌激素影响时，涂片中无底层细胞，以致密核表层细胞计数，划分4级。

（1）雌激素轻度影响：致密核细胞约占20%以下。见于经期刚过或接受少量雌激素治疗时。

（2）雌激素中度影响：大多数为表层细胞，致密核细胞占20%～60%。见于卵泡迅速发育时，或在排卵前期，以及患者接受中等剂量雌激素治疗时。

（3）雌激素高度影响：全部为表层细胞，致密核角化细胞占60%～90%。见于正常排卵期或接受大剂量雌激素治疗时。

（4）雌激素过高影响：致密核及嗜伊红表层细胞超过90%。见于患颗粒细胞瘤及卵泡膜细胞瘤等患者。

雌激素低落时，以底层细胞计数，划分为4级。

（1）雌激素轻度低落：底层细胞在20%以下。见于卵巢功能低下者。

（2）雌激素中度低落：以中层细胞为主，底层细胞约占20%～40%。见于哺乳期或闭经期者。

（3）雌激素高度低落：底层细胞约占40%以上。见于绝经期及卵巢功能缺损患者。

（4）雌激素极度低落：全部为底层细胞。见于卵巢切除后或绝经者。

7. 子宫内膜活组织检查

刮取子宫内膜做病理检查，可用于了解卵巢功能及不孕女性的内膜情况。了解卵巢功能通常可在月经期前1～2日刮取，一般多在月经来潮6小时内取，自宫腔前、后壁各取一条内膜；闭经如能排除妊娠，则随时可取。子宫内膜病理检查结果如下。

(1)分泌期内膜:说明有排卵。

(2)增殖期内膜:说明无排卵。

(3)有腺体增生时:应考虑为子宫内膜增殖症。

(4)有增殖期、分泌期:两期子宫内膜同时存在(在出血第五日取子宫内膜病理检查),应考虑为黄体萎缩不全。

问题97 女性生殖器活组织检查有哪些项目?

生殖器活组织检查是指在生殖器病变部位或可疑部位取小部分组织行病理检查,简称活检。活检有助于了解病变性质、发展趋势、判断疾病的预后等。绝大多数活检可作为诊断的可靠依据。常用的检查项目有局部活组织检查、诊断性刮宫、诊断性宫颈锥切术。

1. 局部活组织检查

(1)外阴活组织检查:适应证与禁忌证如下。

1)适应证:①外阴部赘生物或久治不愈的溃疡需明确诊断及排除恶变者。②确定外阴色素减退性疾病的类型及排除恶变者。③外阴特异型感染,如结核、尖锐湿疣等。

2)禁忌证:外阴急性感染;月经期;可疑恶性黑色素瘤者。

(2)阴道活组织检查:适应证与禁忌证如下。

1)适应证:①阴道赘生物、阴道溃疡灶。②阴道特异性感染,如尖锐湿疣等。③阴道镜诊断为高级别病变。

2)禁忌证:急性、亚急性生殖器炎症;盆腔炎性疾病;月经期。

(3)宫颈活组织检查:适应证与注意事项如下。

宫颈活组织检查是诊断宫颈癌前病变和宫颈癌的必需步骤。

1)适应证:①阴道镜诊断为宫颈 HSIL 或可疑癌者。②阴道镜诊断为宫颈 LSIL,但细胞学为不能排除高级别鳞状上皮内病变不典型鳞状细胞(ASC - H)及以上、非典型腺细胞(AGC)及以上、阴道镜检查不充分等。③肉眼检查可疑癌。

2）注意事项：①急性、亚急性生殖器炎症或盆腔炎性疾病应治疗后再取活检。②妊娠期原则上不进行活检，但临床高度怀疑宫颈恶性病变者仍应检查。③月经前期不宜做活检，以免与活检处出血相混淆，且月经来潮时创口不易愈合，有增加子宫内膜在切口种植的机会。

2. 诊断性刮宫

诊断性刮宫简称诊刮，是诊断宫腔疾病最常采用的方法。其目的是刮取子宫内膜和内膜病灶行活组织检查，做出病理学诊断。怀疑同时有宫颈管病变时，需对宫颈管及宫腔分别进行诊断性刮宫，简称分段诊刮。

（1）一般诊断性刮宫：适用证、禁忌证及刮宫方法如下。

1）适应证：①异常子宫出血或阴道排液需证实或排除子宫内膜癌、宫颈癌，或其他病变如流产、子宫内膜炎等。②不孕症有助于了解有无排卵，并发现子宫内膜病变。③疑有子宫内膜结核者。④判断月经失调类型，如排卵障碍性异常子宫出血或闭经，需了解子宫内膜变化及其对性激素的反应。⑤宫腔内有组织残留、反复或多量异常子宫出血时，刮宫不仅有助于明确诊断，还有止血的作用。

2）禁忌证：急性、亚急性生殖器炎症或盆腔炎性疾病。

3）方法：用专用活检钳，以取到适量的子宫内膜组织为标准。如果没有专用活检钳，可用小刮匙代替，由内向外沿宫腔四壁及两侧宫角有次序地将内膜刮除，并注意宫腔壁有无变形及高低不平。夹出组织，置于无菌纱布上。收集全部组织固定于10%甲醛溶液或95%乙醇中，送病理检查。

（2）分段诊断性刮宫：适应证、刮宫方法及注意事项如下。

1）适应证：①异常子宫出血可疑子宫内膜癌者。②区分宫颈癌和子宫内膜癌。

2）方法：先不探查宫腔深度，以免将宫颈管组织带入宫腔混淆诊断。用小刮匙按自宫颈管内口至外口的顺序刮宫颈管一周，将所刮取的宫颈管组织置纱布上，然后刮匙进入宫腔刮取子宫内膜。刮出宫颈管组织及宫腔内组织分别装瓶、固定，送病理检查。

3）注意事项：①不孕症或异常子宫出血患者应选在月经前或月经来潮6小时内刮宫，以判断有无排卵或黄体功能不良。②分段诊刮时，若肉眼观察刮出物为可疑癌组织,无须彻底刮宫,只要刮出的组织足以组织学诊断即可,以避免子宫穿孔、出血及癌扩散。若肉眼未见明显癌组织时,应全面刮宫,以防漏诊。③出血、子宫穿孔、感染是刮宫的主要并发症,有些疾病可能导致刮宫时大出血,术前应做好手术准备。阴道出血时间长者,术前、术后应给予抗生素,以防感染。刮宫患者术后 2 周内禁止性生活及盆浴,以防感染。

3. 诊断性宫颈锥切术

诊断性宫颈锥切术是对宫颈活检诊断不足或有怀疑时,实施的补充诊断手段,不是宫颈癌及其癌前病变诊断的必需步骤。

(1)适应证:①宫颈活检为 LSIL 及以下,为排除 HSIL,如细胞学检查为 HSIL 及以上、HPV16 和(或)HPV18 阳性等。②宫颈活检为 HSIL,而临床为可疑浸润癌,为明确病变累积程度及决定手术范围者。③宫颈活检诊断为原位腺癌。

(2)禁忌证:①急性、亚急性生殖器炎症或盆腔炎性疾病。②有血液病等出血倾向者。

(3)注意事项:应在月经干净后 3 ~7 天内施行,术后用抗生素预防感染;术后 6 周复查;2 个月内禁止性生活及盆浴。

问题 98 什么情况下需要做宫腔镜检查?

宫腔镜是一种纤维光源的内镜。宫腔镜检查是指应用膨宫介质扩张宫腔,通过插入宫腔的光导玻璃纤维窥镜直视观察宫颈管、宫颈内口、宫腔及输卵管开口的生理与病理变化,以便针对病变组织直观准确取材并送病理检查;同时也可直接在宫腔镜下手术治疗。

1. 宫腔镜的适应证

宫腔镜的适应证:①异常子宫出血。②可疑宫腔粘连及畸形。③可疑妊娠物残留。④影像学检查提示宫腔内占位病变。⑤原因不明的不孕或反复流产。⑥宫内节育器异常。⑦宫腔内异物。⑧宫腔镜术后相关评估。

2. 宫腔镜的禁忌证

(1)绝对禁忌证:①急性、亚急性生殖道感染。②心、肝、肾衰竭急性期及其他不能耐受手术者。

(2)相对禁忌证:①体温 >37.5 ℃。②宫颈瘢痕,不能充分扩张者。③近3 个月内有子宫穿孔史或子宫手术史者。④浸润性宫颈癌、生殖道结核未经系统抗结核治疗者。

3. 行宫腔镜的临床意义

(1)B 超、子宫输卵管造影或诊刮等检查提示有异常或可疑者,可经宫腔镜检查确诊、核实或排除。

(2)有宫腔粘连或宫腔内异物残留者,可行宫腔镜手术治疗。

(3)应用宫腔镜检查、定位活检结合组织病理学评估,有助于子宫内膜癌及其癌前病变者早期诊断和及时处理。

4. 患者术前准备及注意事项

(1)检查时间:以月经干净后1 周内为宜,此时子宫内膜处于增殖期早期,薄且不易出血,黏液分泌少,宫腔病变易见。

(2)术前检查:术前应进行阴道分泌物、宫颈脱落细胞、心电图、传染病系列、血常规、凝血等检查。

(3)注意事项:月经后或术前3 天禁止性生活;术前可适当憋尿,便于术中B 超监测;接受宫腔镜手术患者,术前禁食6 ~8 小时;术后休息1 周,禁止性生活、盆浴、游泳、泡温泉1 个月;术后按时复诊,若阴道出血多需及时就诊。

问题99 什么情况下需要做阴道镜检查?

阴道镜是双目体外放大镜式光学窥镜。阴道镜检查是将充分暴露的阴道和宫颈光学放大5 ~40 倍,直接观察这些部位的血管形态和上皮结构,以发现与癌相关的病变,对可疑部位进行定点活检。阴道镜也可用于外阴、会阴体及肛周皮肤相应病变的观察。

1. 阴道镜的适应证

（1）宫颈细胞学检查 LSIL 及以上、无明确诊断意义的不典型鳞状细胞（ASCUS）伴高危型 HPV 阳性或 AGC 者。

（2）HPV 检测 16 或 18 型阳性者，或其他高危型 HPV 阳性持续 1 年以上者。

（3）宫颈锥切术前确定切除范围。

（4）可疑外阴皮肤病变，可疑阴道鳞状上皮内病变、阴道恶性肿瘤。

（5）宫颈、阴道及外阴病变治疗后复查和评估。

2. 阴道镜的禁忌证

急性、亚急性生殖器炎症或盆腔炎性疾病。

3. 阴道镜的临床意义

（1）客观记录宫颈情况，用于宫颈病变的诊断，对诊断宫颈早期癌变有重要价值。

（2）诊断可疑病变的范围，指导定位活检，提高活检的阳性率。

4. 检查时间及注意事项

（1）检查时间：宜在月经干净后 1 周内进行检查，但对于怀疑宫颈癌或宫颈上皮内病变者，必要时可不限制检查时间。

（2）注意事项：检查前 24 小时内应避免性生活、阴道冲洗或上药、宫颈刷片和妇科双合诊。

问题 100 什么情况下需要做腹腔镜检查？

腹腔镜也是内镜的一种。腹腔镜手术是指在密闭的盆、腹腔内进行检查或治疗的内镜手术操作。通过注入 CO_2 气体使盆、腹腔形成操作空间，经脐部切开置入穿刺器，将接有冷光源照明的腹腔镜置入腹腔，连接摄像系统，将盆、腹腔内脏器显示于监视屏幕上。通过屏幕检查诊断疾病称为诊断腹腔镜;在体外操纵经穿刺器进入盆、腹腔的手术器械,直视屏幕对疾病进行手术治疗称为手术腹腔镜。绝大多数疾病在腹腔镜探查后,随即进行手术治疗,很少有诊断腹腔镜单独使用的。

1. 腹腔镜的适应证

腹腔镜的适应证:①急腹症(如异位妊娠、卵巢囊肿破裂、卵巢囊肿蒂扭转等)。②盆腔包块。③子宫内膜异位症。④确定不明原因急、慢性腹痛和盆腔痛的原因。⑤不孕症。⑥计划生育并发症(如寻找和取出异位宫内节育器、子宫穿孔等)。⑦有手术指征的各种妇科良性疾病。⑧子宫内膜癌分期手术和早期宫颈癌根治术。

2. 腹腔镜的禁忌证

(1)绝对禁忌证:①严重的心脑血管疾病及肺功能不全。②严重的凝血功能障碍。③绞窄性肠梗阻。④大的腹壁疝或膈疝。⑤腹腔内大出血。

(2)相对禁忌证:①盆腔肿块过大。②妊娠 >16 周。③腹腔内广泛粘连。④晚期或广泛转移的妇科恶性肿瘤。

3. 腹腔镜的临床意义

腹腔镜手术作为一种微创手术方式,具有创伤小、恢复快、住院时间短、腹部切口瘢痕小且美观、治愈率高等特点,对于妇科疾病的诊断及治疗具有重要的临床意义。

4. 患者术前准备及注意事项

患者术前应注意脐孔卫生,以清淡、易消化食物为主,注意调整心理状态,保证充足睡眠。